中国医学临床百家·病例精解

中日友好医院胸外科

罕见病 病例精解

刘德若 主编

科学技术文献出版社
SCIENTIFIC AND TECHNICAL DOCUMENTATION PRESS

图书在版编目（CIP）数据

中日友好医院胸外科罕见病病例精解 / 刘德若主编. —北京：科学技术文献出版社，2019.7
ISBN 978-7-5189-5502-2

Ⅰ.①中… Ⅱ.①刘… Ⅲ.①胸腔外科学—疑难病—病案—分析 Ⅳ.① R655

中国版本图书馆 CIP 数据核字 (2019) 第 081194 号

中日友好医院胸外科罕见病病例精解

策划编辑：彭　玉　　责任编辑：彭　玉　　责任校对：张吲哚　　责任出版：张志平

出　版　者	科学技术文献出版社	
地　　　址	北京市复兴路15号　邮编 100038	
编　务　部	(010) 58882938，58882087（传真）	
发　行　部	(010) 58882868，58882870（传真）	
邮　购　部	(010) 58882873	
官 方 网 址	www.stdp.com.cn	
发　行　者	科学技术文献出版社发行　全国各地新华书店经销	
印　刷　者	北京虎彩文化传播有限公司	
版　　　次	2019 年 7 月第 1 版　2019 年 7 月第 1 次印刷	
开　　　本	787×1092　1/16	
字　　　数	97千	
印　　　张	8.5	
书　　　号	ISBN 978-7-5189-5502-2	
定　　　价	58.00元	

《中日友好医院胸外科罕见病病例精解》

编 委 会

前　言

　　《中日友好医院胸外科罕见病病例精解》与大家见面了。说是罕见病其实不全是罕见病，如 Gorham 综合征等就属于罕见病。而有些病是外科处理方法特别，如正中劈胸骨入路对右肺动脉干肉瘤处理，右全肺切除术属于外科处理方法特殊；如儿童外伤性左主支气管断裂，由于第一次手术失败，给第二次手术带来困难，但是此病例还是经过努力施行了左主支气管切除术，保住了左肺。因此，很多病例属于处理方法特别。

　　我们选择了近15年来经中日友好医院胸外科手术治疗的一些具有特色的病例，总结诊治经验。筛选的时候，尽管有些病例很有意义，但影像学等资料不全而没收录于本书。本书尽可能做到图文并茂，尽可能做到总结以往经验，期望给读者更广泛的思考空间。

　　这些病例展现了中日友好医院胸外科诊疗的特色，供各位胸外科同道参考，抛砖引玉；对年轻胸外科医生、住陪外科医生及相关内科医生，也希望起到帮助和借鉴作用，这就是本书出版的目的。

　　本书编写过程中，中日友好医院胸外科梁朝阳教授、病理科钟定荣教授、胸外科张真榕副教授、病理科王蓓副教授及所有胸外科参与编写的医生付出了艰辛的劳动，才使此书得以今天的面貌呈现给读者，感谢他们的认真工作。

由于水平有限，编写过程中如未能做到更为详尽的阐述，请各位同道批评指正！

2019 年 4 月 28 日

于北京

目　录

其他罕见疾病

肺良恶性疾病

病例 1 肺包虫病（肺棘球蚴病）

病历摘要

患者，女，56 岁，主因"咳嗽、咳痰 10 余天"入院。既往身体状况欠佳，一直呈消瘦体型，5 余年前曾居于新疆乌鲁木齐市 10 余天，近年来出现活动后轻度气促，无不良嗜好。

【入院查体】

体温正常，消瘦，神清，浅表淋巴结无肿大，口唇无发绀，咽部无充血，双侧扁桃体无肿大，颈静脉无充盈，左侧胸廓轻度塌陷，无胸骨叩痛，呼吸运动减弱，左侧语颤减弱，左侧叩诊浊音，语音传导减弱，左肺呼吸音粗，可闻及少许干啰音；右侧正常，无胸膜

1

摩擦音，无皮下捻发感。心率：86 次 / 分，律齐，无杂音。腹软，无压痛、反跳痛，肝脾肋下未及，Murphy 征（－），双肾区无叩痛，双下肢无水肿，未见杵状指，无病理反射。

【实验室检查】

1. 胸部 CT：左肺下叶一巨大椭圆形囊性肿块，边缘光滑，囊壁及囊内有钙化，左侧胸廓轻度塌陷（图 1～图 3）。

2. 气管镜检查：左肺上叶舌段及下叶外压性狭窄，细胞学刷片正常。

3. 腹部彩超：肝胆胰脾肾未见异常。FEV_1 为 2.91L，占预计值的 88.9%。心电图未见异常。

【诊断】

肺包虫病。

【治疗过程】

完善术前检查后未见手术禁忌，行左开胸囊肿切除术，术中剖开囊肿，发现内有白色粉皮样内囊，完整取出后（图 4），以碘酒、酒精消毒后，折叠缝合囊底，标本送病理，回报考虑为肺包虫病（图 5）。

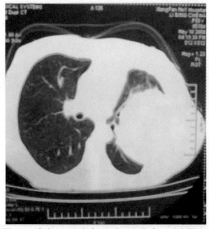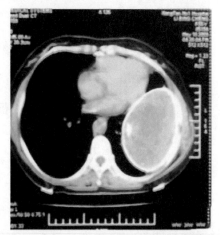

图 1：胸部 CT 肺窗示左下肺有一椭圆形肿块影，边缘光滑，大小为 11.5cmX13cm

图 2：胸部 CT 纵隔窗示左肺下叶囊壁及囊内有钙化，左侧胸廓塌陷

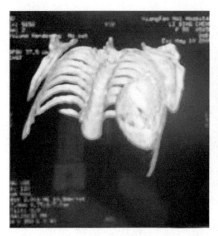

图3：胸部CT三维成像

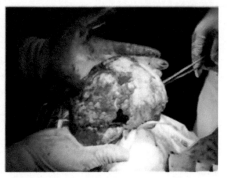

图4：术中取出的囊肿，囊壁质地硬，
内附灰褐色坏死组织

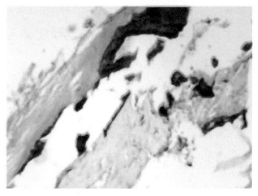

图5：送检均质粉染无结构物质，其间见多个头节样物，
考虑寄生虫（肺包虫囊肿）

病理镜下：囊壁为均一粉染无结构角质膜，中央可见肺棘球蚴头节（图6）。

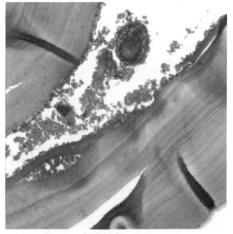

图6　病理镜检（HE×40）

3

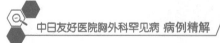 病例分析

【病例特点】

1. 患者有寄生虫病流行地区居住史。

2. 以咳嗽、咳痰为主要临床表现。

3. 体检示左侧胸廓轻度塌陷，左侧呼吸运动减弱，左侧叩诊呈浊音。

4. 胸部 CT 示左肺下叶一巨大椭圆形囊性肿块，边缘光滑，囊壁及囊内有钙化。

5. 术后病理示（左肺下叶囊肿）送检均质粉染无结构物质，其间见多个头节样物，考虑寄生虫（肺包虫囊肿）。

【诊疗思路】

左肺下叶巨大囊性肿物的主要鉴别诊断：

（1）肺脓肿：继发细菌感染的肺包虫囊肿，其临床及影像学征象有不少地方和肺脓肿相似，但是肺脓肿可以有吸入异物或肺炎病史，而且发病急剧，中毒症状明显，在 CT 上表现出较重的病灶周围炎症及胸膜反应，而该患者病程较长，全身中毒症状较轻，除 CT 特有征象外，囊肿周围肺实质改变及胸膜反应一般不如肺脓肿明显。

（2）肺结核瘤：当患者较年轻、肺包虫囊肿较小且完整、并发于结核瘤好发部位时，易与肺结核瘤混淆，如患者既往有肺结核病史，胸部 X 线片可见钙化点，也被误认为是"卫星灶"等，造成了鉴别诊断的困难。但结核瘤为实体性肿块，密度高于肺包虫囊肿，治疗一定时间内不会增大，再结合其他检查确定为囊性则可排除肺结核瘤。

（3）肺癌：对于年龄较大、有多年吸烟史的复杂病例更易被误诊为肺癌。该患者病史较长而一般情况较好。肺包虫囊肿多见于青少年，肺癌多见于中老年，有助于鉴别。

 笔记

该患者的治疗方式首选手术。左肺下叶巨大囊性肿物，病灶相对孤立，性质未明，无发热、胸痛等不适，手术指征明确。胸腔镜手术创伤小，术后疼痛较轻，有利于患者术后咳嗽和呼吸，但该患者肿物较大，最终我们采用了开胸内囊摘除术。切口选择的是第五肋间。不主张肺叶切除，即使囊肿破裂也要最大限度地保留正常肺组织，尽可能避免囊肿破裂，因为囊肿破裂容易导致包虫播散，从而导致术后复发。最终我们顺利完成了开胸内囊摘除术，术后病理证实了肺包虫病的诊断。患者预后良好，未再复发。

疾病介绍

1. 包虫病的概述

包虫病是由细棘球蚴绦虫以囊肿形式寄生于体内，可以位于全身不同的组织及器官，最常见的寄生器官为肝脏，肺是仅次于肝脏的最常见发病器官，肺发病率为10%～40%。肺包虫囊肿有3层结构：内层为内囊壁，中间层为无细胞结构存在的很薄的膜性结构，外层为与宿主器官紧密相贴的外囊。外囊因其与宿主器官的关系，有很多功能，它不仅可以为内囊中的头节提供营养物质，如氧气，钙离子、钾离子和氯离子等电解质，还包括水、葡萄糖，同时还参与吸收和运输棘球蚴所产生的CO_2及其他代谢产物。虫体本身由角皮层和生发层组成的内囊可分泌出清亮的囊液并产生头节。包虫囊肿多发的原因可能与多次感染或一次多量感染包虫卵及免疫力下降有关。子囊产生与病程长短有直接关系，病程越长，子囊生长机会越多。外囊是宿主组织对包虫囊肿的反应逐渐形成的一层纤维结缔组织包膜。

肺包虫病患者一般都有流行地区居住史，有羊、马等动物接触史。此病可单发也可多发，亦可同时累及两侧肺叶，右肺发病率高

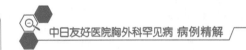

于左肺、下叶发病率高于上叶。从感染至出现症状可间隔3～4年。症状因囊肿大小、数目、部位及有无并发症而不同。早期囊肿小，一般无明显症状，常于体检或因其他疾病做胸部X线片检查时发现。囊肿增大引起压迫或并发炎症时，有咳嗽、咳痰、胸痛、咯血等症状。如囊肿巨大或位于肺门附近时，患者可能会出现呼吸困难症状；如食管受压，患者会出现吞咽困难；如囊肿破入支气管、囊液量大，患者会有窒息危险；如子囊及头节外溢，患者可咳出多层的白色或乳白色"粉皮样"物质；如肺部感染，患者可出现发热、咳黄痰及肺脓肿等症状。

2. 肺包虫病的诊断方法很多，如影像学、免疫学检查等，但术后病理诊断仍是金标准。

（1）胸部X线检查

宋燕等报道，胸部X线检查显示，一般病变表现为患侧呈圆形或类圆形，边缘光滑整齐且阴影密度增高，大小不定。大者表现呈分叶状，阴影周围肺纹理变形，病变巨大或靠近纵隔时会使纵隔移向健侧。除上述表现外，还有一些特殊X线片征象，如"水上浮莲征""镰刀征""双弓征""水落石出征"和"空腔"等。"水上浮莲征"是因患者剧烈咳嗽时，包虫囊肿内外囊破裂，咳出部分囊液，并有气体进入，内囊萎陷，漂浮在液面上，形成不规则突起。"镰刀征"是在外囊破裂后与支气管相通，气体进入内、外囊壁之间，X线胸片上呈弧形透亮区，形似镰刀。"双弓征"是由于内、外囊破裂，气体进入内、外囊间，液气平面上方有一"镰刀征"，形成两层弧形带，形如双弓。"水落石出征"是因囊肿破裂致大部分囊液咳出，子囊明显，就像"水落石出"。"空腔"是由于囊肿破裂后，囊液和内囊壁全部咳出，形成薄壁空腔。囊肿破入胸腔，X线片表现为液气胸、胸腔积液和肺炎性实变影。

（2）胸部 CT 征象

CT 因其具有密度分辨率高及横断面成像等优势，对普通 X 线片难以显示的肺门区、纵隔旁、心脏后区域等部位包虫囊肿，是一种很好的辅助检查手段，可对肺部多发小囊肿和已破裂囊肿做到早期发现。由于包虫囊肿的生长速度、方式及周围的肺组织关系等因素影响，CT 影像可提示囊肿为单发或者多发液性低密度病灶，边缘光滑，CT 值接近于水密度（-3～20Hu），呈圆形或者类圆形，而且大部分位于肺周围或肺表面，部分囊壁有钙化，增强扫描时包虫不强化。张伟报道，肺包虫病 CT 表现可为单发或多发囊性病灶，单发较多，为囊性病灶，病灶形状可呈椭圆形或者圆形，边缘光滑且囊内密度均匀一致，多见于右肺。CT 检查除上述作用外，对于存在膈肌包虫病的类型及与胸膜腔、肺组织的关系等，也有较好的诊断价值。

（3）磁共振成像检查

因包虫病起病隐匿，一般临床症状和体征无特异性，磁共振成像（magnetic resonance imaging，MRI）对包虫病的诊断较其他手段更直观、可靠，是诊断包虫病的理想选择，对于复杂类型的包虫病诊断更有优势，特别是水成像技术在包虫病的诊断中起着重要作用。MRI 可以清晰显示包虫囊壁、宿主局部组织反应、破裂包虫囊肿、包虫与支气管的关系等。肺包虫 MRI 特异性征象：①囊壁厚度均匀一致，尤其在 T2WI 上的低信号是其特征性表现；②多子囊型，呈多房性，表现为玫瑰花瓣状征象；③内囊从外囊剥离破裂者可呈飘带征、水蛇征。MRI 较 X 线片诊断肺包虫病的优势在于：① MRI 可多方位、多角度成像，定位十分准确，避免了 X 线检查可能引起的误诊；②对包虫结构判断准确，如囊肿内外壁的分辨及内部间隔、子母囊的显示，是否有感染后的改变，对囊液性质的推断；③准确判断囊肿与周围大血管、心脏的邻近关系，为手术提供可靠的帮助；④对病灶周围肺组织的观察清晰，可明确肺膨胀不全的界限和水肿情况；⑤不会遗漏肺尖、肋膈角、膈肌角、肝顶肺下交界区、纵隔旁、脊柱旁的病变，克服了X线检查的不足。

（4）超声检查

由于肺充气的影响，超声用于检查胸部疾病有一定的局限性，而超声在检查和鉴别囊性病变或实质性病变时比较准确。超声检查对于肺包虫病变比较表浅及胸腔内包虫病变有一定的临床意义，尤其对已破裂包虫诊断价值体现较明显。肝顶部包虫囊肿破裂进入胸腔，超声可以探出经肝顶部膈肌破裂孔进入胸腔及右胸腔积液；如果破裂的包虫囊肿内囊进入胸腔，超声下就会出现"液气胸"征象；如果含有包虫子囊，可见小光环或多条光絮；同时还可见继发感染后胸膜、肺底粘连、膈肌和肺脓肿的炎症光团影。内脏超声和心脏彩超检查手段，不仅为评价内脏或心脏囊肿、心包协助诊断提供参考，而且对于复杂性、巨大肺囊肿的诊断和鉴别诊断有着重要意义。这种方法不适用于常规检查。

（5）实验室诊断

免疫学诊断方法是肺包虫病的一个辅助诊断手段，目前肺包虫病还没有可以完全明确诊断的方法。卡索尼皮内反应实验（Carsonis intradermal reaction）和温伯格补体结合实验（Weinberg complement fixation test）等，但因敏感性、特异性低及假阴性结果等目前已经基本被淘汰。黄炳成等用两种抗原（棘球蚴囊液粗抗原及其抗原B）通过酶联免疫吸附实验（ELISA）法检测包虫病患者、非包虫病患者和健康人群的血清特异性IgG4，棘球蚴囊液粗抗原和抗原B检测棘球蚴患者血清特异性IgG4的阳性率分别为94.4%和89.8%，除与部分猪囊尾蚴病患者血清出现交叉反应外，与肺吸虫病、旋毛虫病、血吸虫病、肝囊肿等患者的血清及健康对照血清均未出

笔记

现交叉反应，检测棘球蚴患者血清 IgG4 敏感性高，特异性强，具有较好的诊断价值。免疫电泳（immunoelectrophoresis，IEP）、双扩散（double fiffusion，DD）、对流免疫电泳（counter immune electrophoresis，CIEP）实验和凝胶扩散酶联免疫吸附实验（enzymes linked immunosorbent assay，DIG-ELISA）等是目前公认检测包虫病较理想的方法，已成为包虫病诊断最重要和最广泛使用的常规方法。Sbihi 报道，应用 6 种血清学检查方法检测包虫病，ELISA 敏感性为 93.5%，特异性为 89.7%，诊断率达 92.3%。ELISA 检测方法主要检测项目是 IgG-ELISA，但是由于 IgG 抗体的残存性质，术后抗体水平在相当长时间内保持不变，故对于治疗后患者的评估价值降低。陈新华等报道全血快速诊断包虫病试剂盒对 170 例临床确诊的包虫病患者进行检测的阳性检出率为 89.5%。

（6）其他方法

支气管镜活检也可用于囊肿破裂患者诊断。孙戈新等报道支气管镜活检病理证实肺包虫 2 例。其他还有皮试、淋巴细胞刺激、细胞因子实验、DNA 探针等方法，但很少被用于临床。

3. 肺包虫病的治疗方式

（1）药物治疗

20 世纪 80 年代初，世界卫生组织（WHO）协调的多中心临床研究证实苯丙咪唑类（benzimidazoles，BZD）的阿苯达唑和甲苯达唑对包虫有效，从而使外科手术作为包虫病唯一治疗手段的局面被打破。目前主要的抗包虫药物有 BZD 和吡喹酮药物（praziquantel，PZ）。世界卫生组织指导手册中建议药物治疗只应该在不能接受手术的原发性肝病或肺棘球蚴病患者，以及侵犯 2 个或 2 个以上器官的多发病患者中进行。李富荣用阿苯达唑治疗人体包虫病 102 例，随访期为 0.5 ～ 3.5 年，治愈率 26.5%，无效率 17.6%，肺包虫病治愈率明显高于肝包虫病，但发现肺包虫在治疗一段时间后容易发生破裂。李海涛等报道应用阿苯达唑治疗囊性包虫病，其中有脂质体型和片剂型，证明该药物是有效的抗包虫药物，脂质体型效果更佳。虽然还有些药物对抗包虫有效，但治愈率低，可以作为一种辅助治疗方法。因此，药物治疗有待进一步研究。

（2）经皮介入治疗

经皮介入治疗可以作为一种手术或药物替代性治疗，但是该治疗手段被认为风险极高。

（3）手术治疗

手术治疗的目的是切除囊肿，防止囊肿破裂和播种。大多数专家不主张肺叶切除，即使囊肿破裂也要最大限度地保留正常肺组织，如包虫囊肿摘除术或囊切除术并闭合支气管开口，外囊缝合闭锁可有可无。手术方式是根据囊肿大小、数目多少、部位、有无并发感染及胸膜是否粘连决定的，主要有开胸完整内囊摘除，肺楔形、肺段、肺叶或全肺切除术及胸腔镜下肺包虫摘除术。

①完整内囊摘除术：梁东、刘照晶等均采用完整内囊摘除，术后患者无严重并发症，均痊愈出院。本手术技巧要求较高，运用此方法包虫囊肿无破裂感染，表浅且无囊液外溢，但内囊壁极其薄弱且易撕裂，操作要细心，因此本手术的适应证是包虫外囊部分突出肺表面，无合并感染，直径为5～10cm的单纯性或单发的包虫囊肿；不适用于深部囊肿或破裂感染囊肿或巨大肺包虫囊肿，因巨大包虫囊肿张力较大，不谨慎时常常引起包虫破裂播散，引起术后复发。

②肺楔形、肺段、肺叶或全肺切除术：一般能行囊肿摘除术的患者不主张行肺楔形、肺段、肺叶或全肺切除术，要尽量保留正常肺组织，有助于肺功能恢复。此方法是将包虫囊肿及其周围的正常

肺组织一起切除，效果较好。包虫完全切除术可以完整切除包虫，将包虫内外囊连同周围的肺组织一起切除，适用于：a. 肺长期受压萎缩失去功能或钙化者；b. 包虫囊肿破裂引起肺内化脓性感染且局限于一个肺段者；c. 靠近肺表面囊肿直径＜2cm 者；④复杂性肺包虫病，包虫囊破裂后伴有咯血、咳浓痰的病例。巨大肺包虫占据整个肺叶或一个肺叶内有数十个小包虫囊肿同时存在者，切除范围根据术中探查情况，可以行肺段、肺叶切除术及肺楔形切除术，该术式应严格掌握手术指征，尽量保存有功能肺组织。

③胸腔镜下肺包虫摘除术：该术式创伤小，术后疼痛感较轻，有利于患者术后咳嗽和呼吸，可以防止肺部感染及肺不张等并发症。手术适应证主要是包虫囊肿位于肺内及胸膜、心包、纵隔且无严重合并感染、无广泛胸膜粘连者。杨勇伟等报道实施了 53 例胸腔镜下肺包虫切除术，术后无复发。由于此手术的局限性，仍不能替代传统的开胸手术。

④其他：还有改良小切口开胸肺包虫内囊摘除术和液氮冷冻肺包虫囊肿摘除术。另外，还有放射线治疗脑包虫及骨包虫病的报道，但还未见放射治疗用于肺包虫的报道。

（4）免疫预防

包虫病是一种传染性寄生虫病，免疫预防是防治包虫病流行的理想途径，本着"预防为主，防重于治"的原则，才有可能控制和消灭包虫病。与其他传染病一样，疫苗对于包虫病的防治会起到关键作用，目前正在研究探索中。当前正在研制和使用的疫苗种类中，核酸疫苗最具发展潜力，不仅生产方便、安全可靠，关键是可诱导机体产生全面的免疫应答反应，在病原体不同亚型之间产生交叉防御作用。

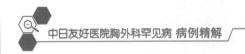
综上所述，肺包虫病对人类身体健康和社会经济发展的危害越来越受到人们的重视。对于肺包虫病，借助相关辅助检查，诊断准确率也在不断提高，但仍需进一步提高诊断技术的特异性和敏感性。目前，手术仍是治疗肺包虫病的有效方法，并可结合药物进行辅助治疗。相信随着科技的进步与医学的发展，不久的将来定能制定出一套诊断简单、操作方便、创伤更小、花费更少的综合治疗包虫病方法，更期望有针对防治包虫病的疫苗问世。

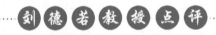

刘德若教授点评

　　肺包虫病为良性疾病，以预防为主，手术治疗以完整切除为主要目的，术中尽可能保留正常肺组织，根据囊肿位置选择合适的手术方式，同时要避免术后复发。

参考文献

1. Burgos R，Varela A，Castedo E，et al.Pulmonary hydatidosis：surgical treatment and follow-up of 240 cases.Eur J Cardiothorac Surg，1999，16（6）：628-634.

2. Sokouti M，Sokouti M，Sokouti B.Structure of the pulmonary hydatid cyst.J Med Ultrason（2001），2014，41（2）：251-252.

3. 宋燕.肺包虫病X线征象分析.中外健康文摘，2013，23：161-162.

4. Koul PA，Koul AN，Wahid A，et al.CT in pulmonary hydatid disease:unusual appearances.Chest，2000，118（6）:1645-1647.

5. 蒋黛蒂，塔西普拉提，方昆豪.肺包虫囊肿的CT诊断.影像诊断与介入放射学，1998，7（1）：10-12.

6. 张伟.肺包虫CT诊断.中国医药导报，2010，10（7）：141-142.

7. 刘建军，秦戈，臧建华.肺包虫病的X线及MRI的诊断与对照分析.临床放射学杂志，2000，19（4）：225-227.

8. Darwish B.Clinical and radiological manifestations of 206 patients with pulmonary hydatidosis over a ten-year period. Prim Care Repir J, 2006, 15（4）: 246-251.

9. 温浩，徐明谦．实用包虫病学．北京：科学出版社，2007：233-243.

10. 黄炳成，贾凤菊，傅婷霞，等．检测包虫病患者血清特异 IgG4 诊断价值的研究．中国寄生虫病防治杂志，2001，14（4）：283-284.

11. Sbihi Y, Rmiqui A, Rodriguez-Cabezas MN, et al.Comparativesensitity of six serological tests and diagnostic value of ELISA using purified antigen in hydatidosis.J Clin Lab Anal, 2001, 15（1）: 14-18.

12. 陈新华,温浩,张朝霞,等.全血快速诊断包虫病试剂盒的初步研究.地方病通报，2001，16（3）：11-13.

13. 孙戈新,王建光,王淑梅,等.肺包虫病的影像学诊断及误诊分析.中国误诊学杂志，2005，5（13）：2425-2426.

14. WHO information working group on echinococcosis.Guidelines for treatment of cystic and alveolar echinococcosis in humans.Bull World Health Organ, 1996, 74（3）: 231-242.

15. 李富荣．阿苯达唑治疗 102 例包虫病的临床观察．实用寄生虫病杂志,1996,4（4）:160-161.

16. 李海涛，单骄宇，邵英梅，等．阿苯达唑脂质体和阿苯达唑片治疗囊型包虫病的临床疗效及安全性．中华肝脏病杂志，2001，19（7）：532-536.

17. Aytac A, Yurdakul Y, Ikizler C, et al.Pulmonary hydatid disease:report of 100 patients.Ann Thorac Surg, 1977, 23（2）: 145-151.

18. Athanassiadi K, Kalavrouziotis G, Loutsidis A, et al. Surgical treatment of echinococcosis by a transthoracic approach: a review of 85 cases.Eur J Cardiothorac Surg, 1998, 14（2）: 134-140.

19. 梁东，李桂萍，付振超，等.18 例肺包虫囊肿完整切除手术探讨.中华胸心血管外科杂志，2007，23（4）：267.

20. 刘照晶，沈振亚，别得尔，等.肺包虫内囊完整摘除 21 例分析.苏州大学学报：医学版，2006，26（4）：588-595.

21. 张力为，吴明拜，张铸，等.支气管扩张症的外科治疗.中华外科杂志，2005，43：1207-1208.

22. 张铸，吴明拜，库尔班，等.复杂性胸部包虫病的诊断与外科治疗.中华胸心外科杂志，2005，21（4），256.

23. 杨勇伟，马金山，努尔兰.电视胸腔镜手术治疗肺包虫53例报告.中国微创外科杂志，2011，11（12）：1086-1087.

24. 郭欣，张辉，边拜，等.改良小切口开胸肺包虫内囊摘除术的临床体会.现代诊断与治疗，2002，13（3）：163.

25. 吴明拜.液氮冷冻治疗肺包虫囊肿.中华胸心外科杂志，1994，10（4）：330-331.

26. 叶建忠，彭心宇.包虫病研究进展.现代生物学进展，2010，10（11）：2187-2189.

（苏昆松　术者：张海涛）

病例 2 右肺癌合并右肺动脉主干瘤栓

病历摘要

患者，男，42 岁，因"咳嗽 4 个月，胸闷 2 个月"入院。

既往史：高血压 10 年，口服硝苯地平 10mg，每日 1 次，血压控制在 110/70mmHg。吸烟史 20 年，每日 20 支，吸烟指数 400。

【入院查体】

右肺呼吸音弱，双侧颈部及锁骨上未触及肿大淋巴结。

【辅助检查】

胸部 CT 提示右肺中叶肿瘤，大小 4.0cm×3.0cm，边界不清，有分叶表现，合并右肺动脉主干内瘤栓形成，瘤体完全堵塞血管腔，与血管壁之间成锐角，瘤栓近心端越过上腔静脉位于升主动脉后方。右肺中、下叶动脉瘤栓形成，造影剂充盈缺损，右侧胸腔内少量积液（图 7）。血液检查：CYFRA21-1：4ng/ml，TPA：2.5U/L，D-Dimer：0.52(0 ~ 0.5)。PET-CT：右肺中叶肿物代谢明显增强，SUV 值 7.5，右肺动脉主干内肿物 SUV 值 4.3。胸膜未见代谢增强灶，远处转移征象亦未发现。肺功能：FEV_1：3.83L(88.9%)，DLCO：62.7%。动脉血气分析：pH：7.38，$PaCO_2$：34mmHg，PaO_2：94mmHg。双下肢深静脉彩超未见血栓。纤维支气管镜：右肺中叶开口肿物，活检病理提示肉瘤。

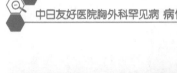

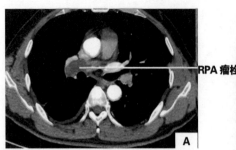

A. 横断面

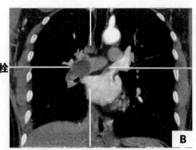

B. 冠状面

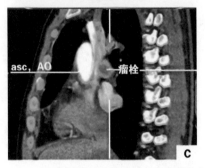

C. 矢状面提示右肺动脉主干内瘤栓完全堵塞，瘤体与血管壁之间成锐角，瘤栓近心端越过上腔静脉位于升主动脉后方

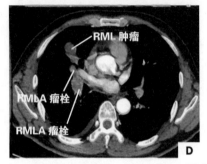

D. 右肺中叶肿瘤，合并右肺中、下叶动脉瘤栓形成，造影剂充盈缺损

图 7　术前胸部 CT

注：RPA：Right Pulmonary Artery；asc.AO：ascending Aorta；RML：Right Middle Lobe；RMLA：Right Middle Lobe Artery；RLLA：Right Lower Lobe Artery。

【诊断】

1. 右肺恶性肿瘤。

2. 高血压。

【诊疗过程】

入院后完善术前检查，排除手术禁忌证。患者右肺动脉主干内存在的瘤栓，情况较为危急，应该尽早切除右全肺以防止瘤栓脱落导致猝死。完善术前准备及患者知情同意后于 2014 年 5 月 12 日手术。麻醉采取双腔气管插管。首先采用左侧卧位右侧胸腔镜探查：发现 150ml 淡黄色胸腔积液，壁层胸膜有少许黄白色可疑病灶，活检 3 次，冰冻病理均回报为血管增生，未见肿瘤细胞。再取去枕平卧位，正中劈胸骨入路，打开心包，充分游离升主动脉和上腔静脉，分别套带向两侧牵引。而后在上腔静脉和升主动脉间隙的深方暴露右肺动脉主干，小心游离后套带提起。这样的手术入路是获得在瘤栓近心端处理右肺动脉主干的唯一机会（图8）。若采取右侧后外侧切口进胸，即使打开心包也仅仅能暴露出右肺动脉主干在上腔静脉的右侧部分，未受瘤栓累及的部分右肺动脉主干则无法暴露，手术很可能以探查收场。用血管切割闭合器EC60（白钉仓）在瘤栓近心端离断右肺动脉主干后，依次处理上肺静脉、下肺静脉和右主支气管，完成右全肺切除，而后进行纵隔淋巴结清扫。手术共计7个小时，出血200ml。

术后第3天拔除胸腔引流管，第12天出院。术后病理：右肺中叶肉瘤样癌，大小4.0cm×3.5cm×3.0cm，距离支气管断端2.6cm。肿瘤侵犯右肺动脉主干，肺动脉内肿物呈息肉样，大小4.0cm×2.3cm×2.0cm，距离肺动脉切缘2.3cm（图9）。气管、肺动脉切缘阴性。淋巴结：2R和4R0/5，7[th]0/2，9[th]0/1，10[th]0/2，11[th]0/2，12[th]0/3。分期T4N0M0，ⅢA期。光镜下癌与肉瘤样成分成移行过渡，分界不清。免疫组化：癌成分：CK（＋），Vimentin（－）；肉瘤样成分：CK（＋），Vimentin（＋），EMA局灶（＋）（图10）。1个月后恢复正常的工作和生活，目前随访6个月，无复发或者转移征象。

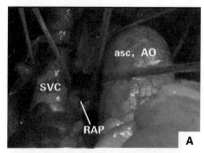

A. 打开心包充分游离上腔静脉和升主动脉并向两侧牵拉后，在其间隙的深方能够满意暴露右肺动脉主干

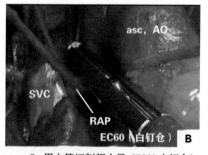

B. 用血管切割闭合器（EC60白钉仓）夹闭并处理右肺动脉主干

17

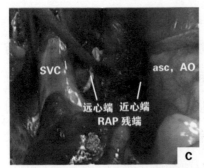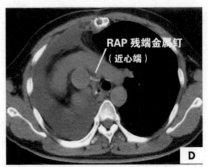

C. 右肺动脉主干处理后，远心端残端
内为瘤栓，近心端残端会缩至升主动脉后方

D. 右肺中叶肿瘤，合并右肺中、下叶
动脉瘤栓形成，造影剂充盈缺损

图8　手术入路

注：SVC：Superior Vena Cava；RPA：Right Pulmonary Artery；asc，AO：ascending
Aorta。

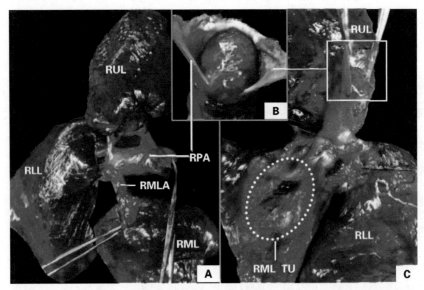

A. 肋面观（外侧面）：右肺中叶肿瘤沿血管腔内生长，致右肺中叶动脉及右肺动脉主干
明显增粗；B. 右肺动脉主干内瘤栓形成，大小 4.0cm×2.3cm×2.0cm，呈息肉样、质软、表面
光滑，肺动脉外壁未受侵，内壁光滑；C. 纵隔面观（内侧面）：右肺中叶肿瘤（虚线范围内），
大小 4.0cm×3.5cm×3.0cm，质硬、边界不清

图9　右全肺大体病理

注：RUL：Right Upper Lobe；RPA：Right Pulmonary Artery；RML：Right Middle
Lobe；RMLA：Right Middle Lobe Artery；RML TU：Right Middle Lobe Tumor；RLL：Right
Lower Lobe。

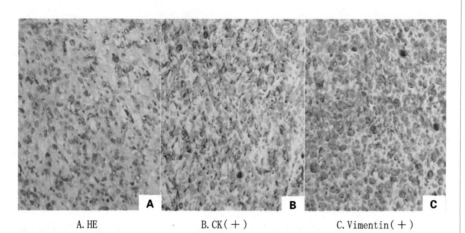

A. HE　　　　　　B. CK（＋）　　　　C. Vimentin（＋）

图 10　病理切片（HE×400）

注：HE：Hematoxylin-Eosin staining；CK：Cytokeratin，细胞角蛋白；Vimentin：波形蛋白。

病例分析

【病例特点】

1. 中年男性，既往无呼吸系统及肿瘤病史。

2. 以咳嗽、胸闷为主要临床表现。

3. 体检示右肺呼吸音弱，余阴性。

4. 胸部 CT 提示右肺中叶肿瘤，大小 4.0cm×3.0cm，边界不清，有分叶表现，合并右肺动脉主干内瘤栓形成。PET-CT：右肺中叶肿物代谢明显增强，SUV 值 7.5，右肺动脉主干内肿物 SUV 值 4.3。胸膜未见代谢增强灶，远处转移征象亦未发现。

5. 实验室检查：CYFRA21-1：4ng/ml，TPA：2.5U/L，D-Dimer：0.52（0～0.5）。动脉血气分析：pH：7.38，$PaCO_2$：34mmHg，PaO_2：94mmHg。

【诊疗思路】

肺动脉主干内瘤栓外科处理非常棘手，切口选择应该以安全处理肺动脉为主要原则。传统的后外侧切口无法清楚暴露出上腔静脉

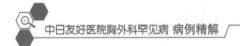

与升主动脉之间的右肺动脉主干，而正中开胸入路恰恰可以弥补这种不足，可以安全、有效地控制瘤栓近心端的肺动脉主干。另外，此例患者也证实了该手术入路行全肺切除是切实可行的。因此，手术思路、切口的选择非常重要，往往能够直接决定手术的成败。

疾病介绍

肉瘤样癌（sarcomatoid carcinoma，SC）是指癌和肉瘤形态共同存于一个瘤体。可见于皮肤、头颈部、甲状腺、食管、胃肠道、肝脏、胆囊、胰腺、乳腺和泌尿生殖道。而肺肉瘤样癌（pulmonary sarcomatoid carcinoma，PSC）非常罕见，仅占肺恶性肿瘤的0.3%～4.7%，占非小细胞肺癌（non-small cell lung cancer，NSCLC）的0.1%～0.5%，较大的百分比范围与SC的命名及诊断标准不统一有关。肺癌中的"肉瘤"最早于1864年由Virchow提出，但在组织来源上存在争议。1992年Ro等率先使用"肺肉瘤样癌"这一名称来命名同时含有恶性上皮成分和恶性间叶成分的具有双向分化的肺肿瘤。Nappi进一步将其分为单相性（由肉瘤样梭形细胞或巨细胞组成）和双相性（由恶性上皮成分和恶性间叶成分组成，不包括特殊间叶成分，如骨、软骨、横纹肌肉瘤）。2015年世界卫生组织进行了肺癌分类的调整。肺肉瘤样癌是包括了多形性癌、癌肉瘤及肺母细胞瘤的一组肿瘤的统称。肉瘤样癌是一个通用术语，但目前最好对这些实体瘤分别命名为相应的特殊术语，而非通用术语，从而能表面上与真正的肉瘤混淆。这类肿瘤以前被分为单相性或双相性，后者进一步细分为同源或异源成分，现在也不再推荐使用这样的术语。

按照最新版WHO的修订，本病例的病理诊断应该修订为多形性癌。多形性癌是一种包含低分化的非小细胞肺癌，即鳞状细胞癌、腺癌，或未分化的非小细胞癌与至少 10% 的梭形细胞癌和（或）巨细胞癌，或只含有梭形细胞癌和巨细胞癌的肿瘤。其约占所有外科手术病例的 2% ～ 3%，但在流行病学研究中所占比例不到 1%。患者的症状和体征与其他非小细胞肺癌相似。病灶可发生于任何肺叶或肺段，胸膜和血管更易受累。临床症状与肿瘤部位有一定关系，常有咳嗽、痰血、气促、胸痛等，但常缺乏特征性表现，确诊有赖于手术和组织病理学检查，有无远处转移和 TNM 分期是影响患者预后的独立因素。

多形性癌由至少 10% 巨细胞和（或）梭形细胞癌成分与其他类型非小细胞性癌，如腺癌（31% ～ 72% 病例），鳞状细胞癌（12% ～ 26% 的病例），或未分化的非小细胞癌（43% 的病例）共同组成，同时由梭形细胞癌和巨细胞癌混合构成的癌可称为多形性癌。分化的上皮细胞表达 CK 等上皮标志物。但梭形细胞癌或巨细胞癌成分中不一定表达 CK，但可表达波形蛋白和 FASCIN。多形性癌成分中 napsin A，TTF1，p63，CK5/6 表达情况不确定。需要与之相鉴别的是肺癌肉瘤，其肉瘤成分为异源性，是由间叶组织（如横纹肌、软骨、骨）分化而来。镜下癌成分与肉瘤成分分界清楚，免疫组化示癌肉瘤的肉瘤成分 CK（－），Vim（＋）。全基因组测序提示 *TP53* 突变在梭形细胞癌和多形性癌中较为常见。同时，EML4-ALK 融合及 *EGFR* 外显子突变在这些罕见的肿瘤也能见到。分子靶向治疗策略在此类肺罕见肿瘤的未来治疗中是有前景的。有研究表明阿法替尼在部分患者中的疗效是肯定的。另外，单纯的肺肉瘤极为罕见，仅占肺恶性肿瘤的 0.13%，至 2000 年仅报道 100 例左右。肺门、纵隔淋巴结转移较为少见，远处转移较晚，5 年生存率可达 43%。

肺多形性癌的治疗原则与其他非小细胞肺癌相同，手术是首选的治疗方式，术后辅以适当化疗、放疗，化疗方案主要参照 NSCLC 用药。术后辅助化疗有助于提高整体长期生存率。预后主要与癌的分化程度和病理分期有关，术后复发率高达 61.5%，可出现全身转移，甚至可以转移至下颌少见部位。平均无瘤间隔为 4 个月（2～19 个月），中位生存期 11～15 个月，5 年生存率为 1.0%～24.5%。

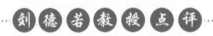

刘德若教授点评

　　根治性切除是目前治疗局部晚期的肺多形性癌患者的最好手段。术前需要详细评估患者的一般情况，尤其是心肺功能，以确保术后的顺利康复。肺动脉主干受累及几乎是肺外科手术的禁忌，但是详细的术前检查评估是否存在可以安全处理肺动脉的距离是关键所在，同时术前的入路规划及满意的暴露是顺利安全完成根治性切除的保障。

参考文献

1. Nakajima M，Kasai T，Hashimoto H，et al.Sarcomatoid carcinoma of the lung：a clinicopathologic study of 37 cases.Cancer，1999，86（4）：608-616.

2. Venissac N，Pop D，Lassalle S，et al.Sarcomatoid lung cancer (spindle/giant cells)：an aggressive disease？J Thorac Cardiovasc Surg，2007，134（3）：619-623.

3. Nappi O，Glasner SD，Swanson PE，et al.Biphasic and monophasic sarcomatoid carcinomas of the lung. A reappraisal of 'carcinosarcomas' and 'spindle-cell carcinomas'. Am J Clin Pathol，1994，102（3）：331-340.

4. Martin LW，Correa AM，Ordonez NG，et al.Sarcomatoid carcinoma of the lung：a predictor of poor prognosis.Ann Thorac Surg，2007，84（3）：973-980.

5. Steuer CE，Behera M，Liu Y，et al.Pulmonary Sarcomatoid Carcinoma：An Analysis of the National Cancer Data Base.Clin Lung Cancer，2017，18（3）：286-292.

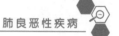
6. Ro JY，Chen JL，Lee JS，et al.Sarcomatoid carcinoma of the lung. Immunohistochemical and ultrastructural studies of 14 cases.Cancer，1992，69（2）： 376-386.

7. Beasley MB，Brambilla E，Travis WD.The 2004 World Health Organization classification of lung tumors.Semin Roentgenol，2005，40（2）：90-97.

8. Franks TJ，Galvin JR.Sarcomatoid carcinoma of the lung：histologic criteria and common lesions in the differential diagnosis.Arch Pathol Lab Med，2010，134（1）： 49-54.

9. Sim JK，Chung SM，Choi JH，et al.Clinical and molecular characteristics of pulmonary sarcomatoid carcinoma.Korean J Intern Med，2018，33（4）：737-744.

10. 顾海艇，周建娅.肺肉瘤样癌患者的临床特征及预后分析.中华医学杂志， 2018，98（10）：744-748.

11. Thompson L，Chang B，Barsky SH.Monoclonal origins of malignant mixed tumors (carcinosarcomas).Evidence for a divergent histogenesis.Am J Surg Pathol，1996， 20（3）：277-285.

12. Pelosi G，Sonzogni A，De Pas T，et al.Review article：pulmonary sarcomatoid carcinomas：a practical overview.Int J Surg Pathol，2010，18（2）：103-120.

13. 李国栋，周正荣，杨文涛，等.肺肉瘤样癌的 CT 表现及文献复习.中国癌症杂志， 2006，16（3）：243.

14. 方铣华，林雪平.肉瘤样癌及癌肉瘤的新认识.肿瘤研究与临床，2005，17（2）： 138-139.

15. Li X，Wang D，Zhao Q，et al.Clinical Significance and Next-Generation Sequencing of Chinese Pulmonary Sarcomatoid Carcinoma.Sci Rep，2017，7（1）：3947.

16. Li X，He Y，Zhu J，et al.Apatinib-based targeted therapy against pulmonary sarcomatoid carcinoma：a case report and literature review.Oncotarget，2018，9（72）： 33734-33738.

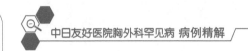

17. Fishback NF，Travis WD，Moran CA，et al.Pleomorphic (spindle/giant cell) carcinoma of the lung.A clinicopathologic correlation of 78 cases.Cancer，1994，73（12）：2936-2945.

18. Koss MN，Hochholzer L，Frommelt RA.Carcinosarcomas of the lung：a clinicopathologic study of 66 patients.Am J Surg Pathol，1999，23（12）：1514-1526.

19. 徐志龙说，丁嘉安，石美鑫，等.肺部罕见肿瘤—癌肉瘤：附15例临床分析.中华肿瘤杂志，1996，18（4）：119-122.

20. Yendamuri S，Caty L，Pine M，et al.Outcomes of sarcomatoid carcinoma of the lung：a Surveillance，Epidemiology，and End Results Database analysis.Surgery，2012，152(3)：397-402.

21. Karim NA，Schuster J，Eldessouki I，et al.Pulmonary sarcomatoid carcinoma：University of Cincinnati experience.Oncotarget，2017，9（3）：4102-4108.

22. Park JY，Kim HS，Zo JI，et al.Initial presentation of lung sarcomatoid carcinoma as a metastatic lesion in the mandibular gingiva.J Periodontol，2006，77（4）：734-737.

23. Wick MR，Ritter JH，Humphrey PA.Sarcomatoid carcinomas of the lung：a clinicopathologic review.Am J Clin Pathol，1997，108（1）：40-53.

24. Martin LW，Correa AM，Ordonez NG，et al.Sarcomatoid carcinoma of the lung：a predictor of poor prognosis.Ann Thorac Surg，2007，84（3）：973-980.

（马千里　术者：刘德若）

病例 3 肺隔离症

病历摘要

患者，女，24 岁，主因"咳嗽、咳痰两月余"为主诉收入院。患者两月余前无诱因出现咳嗽、咳痰，于当地医院行胸部 CT 示左肺下叶隔离症，腹腔干异常分支供血，并与迂曲扩张左肺下叶肺段动脉形成交通，左肺下叶前基底段新发斑片状影，炎症可能性大，左侧胸腔少量积液，给予头孢等抗生素治疗后好转，1 周前出现咯血，就诊于我院急诊，转入呼吸内科，查 CT 示左肺下叶隔离症合并感染可能，转入胸外科。发病至今患者无发热，饮食睡眠可，二便正常，体重无明显变化。患者既往史阴性；无不良嗜好；否认家族性、遗传性疾病史。

【入院查体】

体温 37℃；脉搏 60 次 / 分；呼吸 20 次 / 分；血压 120/80mmHg。专科查体：未见阳性体征。

【实验室及辅助检查】

术前胸部 CT（2018 年 11 月 14 日）（图 11）：左下肺隔离症并感染可能，左下肺动脉及来源于腹腔干的动脉畸形。腹主动脉 A：左肺下叶肺内型肺隔离症，供血动脉来源于腹腔干分支，肺静脉回流。肺功能：FEV_1：2.26；$FEV_1\%$ 90%。

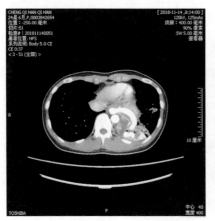 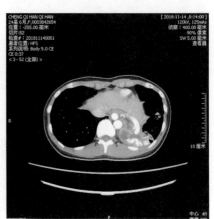

图 11　术前胸部 CT

【诊　断】

左下肺叶内型肺隔离症（图 12）。

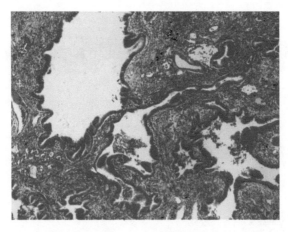

图 12　左下肺叶内型肺隔离症（HE×10）病理镜下改变：肺组织内大量慢性炎细胞浸润，肺泡腔内组织细胞沉积，间质纤维组织增生，部分区域细支气管上皮化生。气道扩张，囊肿形成

【治疗过程】

完善术前准备明确无手术禁忌后，2018 年 11 月 22 日行左肺动静脉畸形栓塞术。手术步骤：患者平卧位，局部麻醉成功后自右侧腹股沟股动脉穿刺，留置 5F 血管鞘，注入肝素 3000U，放入猪尾造影导管，行腹主动脉造影，见腹腔干动脉粗大，分支血管异常沟通左肺下叶动脉，经引流静脉回流至肺静脉，应用 C2 导管行超选进入

分支血管，应用波科 INTERLOCK20mm（1 枚）、18mm（3 枚）、10mm（2 枚）弹簧圈栓塞，组建构架，应用 COOK 微弹簧圈栓塞（10 枚）填塞框架内，最终造影见异常血管分支消失，造影剂可见明显反流，拔出鞘管，闭合穿刺点，压迫 10 分钟，包扎回病房，出血 20ml。

2018 年 11 月 26 日行左肺下叶切除术（图 13）。左侧第五肋间断第六肋骨，进胸，探查见左肺下叶肺内型隔离肺，左下叶肺组织大部实变，和膈肌、纵隔胸膜及胸壁广泛粘连。松解纵隔侧胸膜粘连带，见隔离肺的动脉由膈肌主动脉泪空发出，直径约 2cm，迂曲旋转，动脉壁发育不良。小心游离异常动脉，动脉根部预置血管阻断钳（不阻断）后，于阻断钳远心端套止血带阻断，控制肺动脉干，缓慢小心收紧阻断带，阻断血流后以血管缝切器离断该异常动脉，再于血管断端近心端双 7 号线小心结扎两道，松开阻断带，动脉残端无渗血。考虑肺隔离症叶内型且大部分实变，决定行下叶切除。游离膈面粘连渗血较多，结扎处理出血点。切开下肺韧带，器械处理下肺静脉。游离斜裂，器械处理下叶基底段背段动脉。解剖下叶支气管，确认无误后器械切断。留置引流管，关闭切口。术中出血量 200ml，手术时间 3 小时 10 分钟。术后行抗感染、止痛等治疗。术后 4 天患者恢复良好，出院。

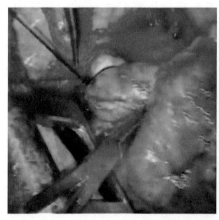
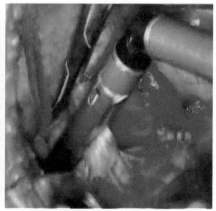

图 13　左肺下叶切除术

病例分析

【病例特点】

青年女性，咳嗽、咳痰两月余入院，无家族性遗传病史。

体格检查未见阳性体征。

辅助检查：术前胸部CT（图11）：左下肺隔离症并感染可能，左下肺动脉及来源于腹腔干的动脉畸形。腹主动脉A：左肺下叶肺内型肺隔离症，供血动脉来源于腹腔干分支，肺静脉回流。

【诊疗思路】

24岁女性，主因"咳嗽、咳痰两月余"收入院。当地医院行胸部CT示：左肺下叶隔离症，腹腔干异常分支供血，并与迂曲扩张左肺下叶肺段动脉形成交通，左肺下叶前基底段新发斑片状影，炎症可能性大，左侧胸腔少量积液，给予头孢等抗生素治疗后好转，1周前出现咳血，为进一步治疗收入院。患者左肺下叶隔离症诊断明确，畸形血管罕见粗大，且由于隔离肺血管往往发育不良，管壁脆薄，易破裂出血。直接起源于主动脉的如此粗大的动脉一旦破裂出血，极其凶险。经反复讨论与心血管外科会诊，确定采用首先介入栓塞异常血管，降低血管压力，术中先阻断后再切断异常血管，最后切除下叶的手术策略。对于患者存在的明显的左向右分流，经过术前仔细心功能评估，考虑患者年轻，心功能良好，阻断分流后，应可耐受，术中、术后注意液体管理，能够恢复。通过栓塞阻断部分左-右分流，也是心功能逐步适应的方式。

笔记

疾病介绍

肺隔离症又称支气管肺隔离症，是一种少见的以血管异常为基础的胚胎发育缺陷所造成肺的先天性畸形，发病机理尚不十分明确，占先天性肺畸形的 0.15% ～ 6.40%。特点是接受单独体循环动脉的异常动脉供血，与正常气管支气管树无关联、不相通，并与正常肺组织分离，所形成无呼吸功能囊性包块。肺隔离症解剖上可分为叶内型和叶外型，以前者多见，约占 75%。前者位于脏层胸膜组织内，后者被自己的胸膜包盖，独立于正常肺组织之外。肺隔离症多见于青壮年，男性多于女性，左侧多于右侧，以左肺下叶后基底段多见。叶内型隔离肺组织可通过 Kohn 孔与正常肺组织相通，易继发普通细菌感染或曲菌病、结核，迁延不愈，出现咳嗽、咳痰、咯血、发热等，畸形血管分流量较大甚至可以出现心衰等症状；叶外型肺隔离症因有独立完整的胸膜，不与支气管相通，临床多无症状，可以合并先天性心脏病、膈疝等畸形。

肺隔离症一旦确诊，即使患者无任何临床症状，也应积极施行手术治疗，其目的在于切除感染病灶，消除隔离肺中的左向右分流，但如有感染存在，则在感染控制后手术。具体手术方式根据分型而不同。叶外型肺隔离症由于隔离肺完全游离，表面脏层胸膜完整，仅需病灶切除，而叶内型肺隔离症大多数需要行肺叶切除。术中注意处理异常的血管，一旦异常血管损伤或退缩至纵隔内，可能会造成难以控制的大出血，处理也较困难。

异常供血动脉一般是从胸主动脉和腹主动脉发出，但锁骨下动脉、胸廓内动脉、肋间动脉、膈动脉、肾上腺动脉等其他动脉亦可供血。因此术前的增强 CT 或血管造影对于确定供血动脉十分关键。

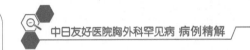

随着胸腔镜微创技术的进一步成熟，对于肺部感染、粘连较轻及病程短的患者，胸腔镜下肺叶切除术治疗是很好的选择，但应准备好随时开胸，且不可为了单纯追求微创而对患者造成更大伤害。和开胸手术一样，异常供血动脉的处理是胸腔镜下肺隔离症手术的难点和重点，处理好异常血管是手术成功的关键。

肺隔离症患者病理检查结果常常呈囊性的细支气管，肺组织显慢性炎症，并可见有纤维化，可能与反复发作的急慢性炎症有关。

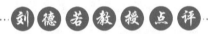
刘德若教授点评

肺隔离症的手术难点在于异常的体循环血管非常粗大，术前心外科介入减少异常体循环血管的血流，术中在异常血管的近心端先阻断再用器械切断，确保了手术的成功。另外，一定要注意是否为多根体循环血管供血，切记不可大意，处理不当造成大出血，术前行增强CT是必要的，有些病例甚至需行血管造影。

参考文献

1. Savic B, Birtel FJ, Tholen W, et al.Lung sequestration: report of seven cases and review of 540 published cases. Thorax, 1979, 34（1）: 96-101.

2. Berna P, das Neves Pereira JC, Coté JF, et al. Left upper lobe pulmonary sequestration.Interact Cardiovasc Thorac Surg, 2008, 7（3）: 527-528.

3. Levine D, Barnewolt CE, Mehta TS, et al. Fetal thoracic abnormalities: MR imaging. Radiology, 2003, 228（2）: 379-388.

4. 仰柯, 魏彩虹, 郭丹, 等.肺隔离症一例误诊分析.临床误诊误治, 2017, 30（12）: 6-8.

（冯宏响　术者：宋之乙）

病例 4 肺静脉闭塞病

病历摘要

患者，男，35 岁，活动后气短 9 年，加重 4 个月。患者自 9 年前起出现活动后气短，步行超过 50 米便感胸闷气短，休息后可缓解，伴有心悸，无明显胸痛、咯血、黑蒙、晕厥和夜间阵发性呼吸困难，就诊于当地医院完善相关检查诊断为肺动脉高压（pulmonary arterial hypertension，PAH），后就诊于上级医院行右心导管检查示中度肺动脉高压，吸入伊洛前列素后肺动脉平均压下降 11%，全肺阻力下降 18%，肺动脉造影示主肺动脉扩张，外周分支纤细，肺动脉及其分支充盈尚可，未见狭窄、缺枝或者充盈缺损。诊断为特发性肺动脉高压、慢性肺源性心脏病。给予强心剂、利尿剂、靶向药物（伊洛前列素）、抗凝等治疗后，患者气短症状缓解出院。后因病情反复，多次住院治疗调整药物剂量。患者 4 个月前开始出现气短、心悸症状较前加重，予左西孟旦泵入改善心功能，靶向药物降低肺动脉压（西地那非、伊洛前列素、安立生坦、曲前列尼尔），利尿，抗凝等对症支持治疗后，病情相对稳定。既往吸烟 7 年，每日 40 支，已戒烟 9 年。

【入院查体】

体温：36.8℃，呼吸：24 次/分，脉搏：84 次/分，血压：83/49mmHg。颈静脉无怒张，胸廓正常，双肺呼吸运动对称，双侧语颤对称，无胸膜摩擦感，双肺呼吸音清，未闻及干湿啰音及胸膜摩擦音，心前区无隆起及凹陷，心界正常，心率 84 次/分，心律齐，P2＞A2，各瓣膜听诊区未闻及病理性杂音。周围血管征阴性。

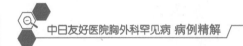

【辅助检查】

甲状腺功能血清总 T3、血清总 T4、血清游离 T3、血清游离 T4、促甲状腺激素 TSH 均正常；抗核抗体谱、抗中性粒细胞胞质抗体、抗髓过氧化物酶抗体、抗丝氨酸蛋白酶 3 抗体、抗肾小球基底膜抗体、抗角蛋白抗体、抗核周因子抗体、抗环状瓜氨酸多肽抗体等自身免疫抗体均阴性。心电图：窦性心律，69 次/分，完全性右束支传导阻滞，肺性 P 波，右室肥大。超声心动图示左心房 25mm，左心室 31mm，左心室射血分数 60%，肺动脉高压（重度 98mmHg），右心扩大，三尖瓣中大量反流，右心功能减低。肺功能：第一秒用力呼气量 FEV_1：3.11（占预计值 79%），用力呼气量 FVC：4.41（占预计值 93.6%），FEV_1/FVC：70.45%，弥散功能 DLCO SB（diffusing capacity of the lung for carbon monoxide single breath，一氧化碳弥散量）：2.84（占预计值 26.1%），VA（alveolar volume，肺泡容积）：6.2（占预计值 94.1%），DLCO/VA：0.46（占预计值 28.4%）。动脉血气分析（吸入氧浓度 33%）：pH 7.482，二氧化碳分压 28.6mmHg，氧分压 60.2mmHg，碱剩余 - 0.8，乳酸 0.7mmol/L。肺动脉 CTA（图 14）示主肺动脉及各叶段肺动脉未见明确栓塞，肺动脉增宽，右心扩大，符合肺动脉高压，肺心病，双肺多发磨玻璃结节并小叶间隔增粗，考虑肺静脉闭塞病。右心导管检查：测量右心房压为 12/1(5)mmHg，右心室压为 85/ - 4(25)mmHg，肺动脉压为 86/46(59)mmHg，肺毛细血管楔压（pulmonary artery wedge pressure，PAWP）为 3mmHg。基因检查示真核生物转录起始因子 2a 激酶 4(EIF2AK4) 纯合突变。

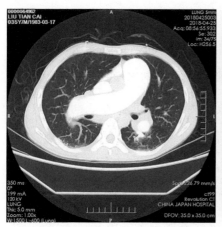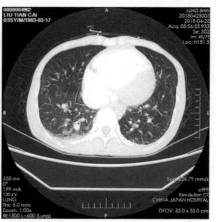

图 14　肺动脉 CTA

【诊　断】

肺动脉高压，肺静脉闭塞病，慢性肺源性心脏病，心脏扩大，心功能Ⅲ级。

【诊疗过程】

患者青年男性，慢性病程，主要表现为活动后气短、心悸、疲劳、乏力，进行性加重，查体 P2 > A2。心电图示肺性 P 波，右心肥厚，CT 示双肺磨玻璃影、心脏增大、纵隔淋巴结肿大、小叶间隔增厚。超声心动图及肺动脉 CTA 提示为肺动脉高压，且 PAWP 正常。甲状腺功能、风湿免疫学、上腹部彩超、泌尿系彩超等检查均未见明显异常，排除由甲状腺功能异常、结缔组织病、风湿免疫性疾病、门静脉高压等引起肺动脉高压的病因；心脏彩超检查未见明显心内结构异常，而且患者儿童时期活动耐力良好，不支持先天性心脏病相关性肺动脉高压；双下肢深静脉彩超未见异常、肺动脉 CTA 检查未提示肺栓塞，可以排除慢性血栓栓塞性肺动脉高压。胸部 CT 无双肺弥漫性囊泡病变，无肺间质纤维化改变，可以排除肺淋巴管平滑肌瘤病、肺间质纤维化导致的肺动脉高压。

笔记

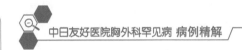

本例患者符合肺静脉闭塞病（pulmonary veno-occlusive disease，PVOD）诊断标准：①毛细血管前性的肺动脉高压，为肺静脉血流受阻，真毛细血管压力升高所致；②胸部影像学提示肺水肿、Kerley B线或胸腔积液，CT可发现小叶中央磨玻璃影、间隔线、纵隔淋巴结肿大；③PAWP正常，由于PAWP反映与漂浮导管气囊楔住的肺动脉直径相似的肺静脉压力，而PVOD病变部位是小肺静脉和肺小静脉，直径远远小于测压的肺静脉直径，较大的肺静脉通常是正常的，因此PVOD患者PAWP正常。因此本例患者考虑PVOD诊断，治疗方面患者既往经过强心、利尿、吸氧、抗凝等仅对症治疗，效果欠佳。肺移植是目前唯一可能治愈PVOD的方法，遂进行VA-ECMO支持下双肺移植术。

患者于2018年5月5日在全麻及静动脉体外膜肺氧合（venoarterial extracorporeal membrane oxygenation，VA-ECMO）支持下行双肺移植术，经左侧颈部放置漂浮导管，测肺动脉压124/85mmHg，右股动脉切开置入体外膜肺（extracorporeal membrane oxygenation，ECMO）动脉置管，左股静脉穿刺置入ECMO静脉置管，行VA-ECMO，逐步增加ECMO流量，平卧观察1小时，监测肺动脉压逐步下降至60/30mmHg。序贯移植右肺、左肺，术毕肺动脉压降至16/9mmHg。术后病理（图15）：肺内血管普遍管壁增厚，平滑肌增生。部分肺组织呈肺气肿样改变，过度充气伴肺大疱形成；部分肺组织，肺泡呈现充气不足，肺泡间隔增宽，毛细血管增生及扩张，伴有淋巴细胞及浆细胞浸润，考虑为肺动脉高压所致继发性肺改变。

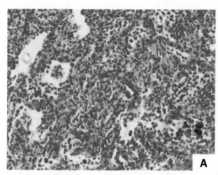

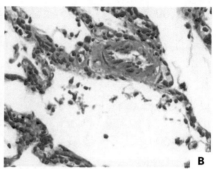

A.（HE×10）肺泡间隔内毛细血管网增生，肺泡腔内巨噬细胞聚集，胞浆内含铁血黄素沉积

B.（HE×20）局灶可见肌化的小动脉，血管壁可见平滑肌细胞层

图 15　病理结果

疾病介绍

　　肺静脉闭塞病是一种以肺小静脉弥漫性闭塞或狭窄、肺动脉高压、右心功能不全为表现的罕见肺血管疾病。2015 年欧洲心脏病学学会／欧洲呼吸学会肺高压更新分类中，将其归为第一类肺动脉高压的单一亚组。目前 PVOD 的确切发病情况尚不清楚，流行病学研究显示其在西方国家的发病率为（0.1 ～ 0.2）/100 万人。

【发病特点】

　　PVOD 发病年龄范围分布较广，从出生后 1 周到 70 岁均可发病，发病年龄以中青年为主。男性与女性发病率一样，无明显性别差异，不同于特发性肺动脉高压（idiopathic pulmonary arterial hypertension，IPAH），其女性发病占明显优势。

【病因及发病机制】

　　PVOD 的病因尚不清楚，多数为特发性，部分患者可能与遗传因素、化学因素、免疫因素等有关。近年研究表明，部分患者存在真核生物转录起始因子 2a 激酶 4(EIF2AK4) 突变，提示遗传可能是危险因素。一些化疗药物，如环磷酰胺、博来霉素、丝裂霉素、卡氮芥等也可

笔记

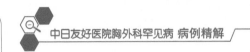

能与PVOD发病有关。另外，也有零星报道免疫性疾病如系统性硬化症、系统性红斑狼疮及人类免疫缺陷病毒感染等引起PVOD。其他危险因素尚有胸部放疗、接触烟草等。

【临床表现】

PVOD的临床表现缺乏特异性，易被误诊为IPAH。PVOD的主要症状为活动性呼吸困难或气短，呈进行性加重，部分患者有咳嗽、咯血、胸痛、乏力、嗜睡、晕厥等症状，少部分患者可出现弥散性肺泡出血和猝死。体检主要为右心衰竭的体征，如呼吸浅快、发绀、颈静脉怒张、肝颈静脉回流征阳性。肺部可闻及湿啰音。心脏听诊可闻及P2亢进和三尖瓣听诊区收缩期反流性杂音。部分患者可有杵状指、胸腔积液和心包积液。

【诊断与鉴别诊断】

PVOD的诊断比较困难，需要根据病史、临床表现、电子支气管镜检查及其他实验室检查等综合判定。Huertas等推荐的具体诊断标准：①静息状态下右心导管测得肺动脉平均压≥25mmHg，肺毛细血管嵌顿压≤15mmHg，且除外明确的心脏瓣膜病、慢性肺部疾病、肺动脉血栓栓塞等疾病；②胸部CT示以肺小叶为中心的肺泡内弥漫性渗出（双肺磨玻璃样影）、小叶间隔线增粗伴或不伴纵隔淋巴结肿大；③肺功能检查示弥散功能重度减退；④有使用肺动脉高压靶向药物治疗后出现肺水肿病史。符合上述标准临床可诊断为PVOD，不一定需要病理学证据。临床上应用肺动脉高压靶向药物治疗反应不佳的IPAH，很可能就是被误诊的PVOD。肺组织病理学检查是确诊PVOD的金标准，但外科肺活检对这些重症患者创伤大、风险高，在国内外并不作为常规推荐。PVOD主要累及小静脉及细静脉，表现为静脉内膜水肿、纤维化，静脉管腔狭窄、阻塞及血栓形成。肺泡腔内巨噬细胞吞噬含铁血黄素。

在鉴别诊断方面，主要应注意和 IPAH、慢性血栓栓塞性肺高压及肺静脉狭窄所致肺高压相鉴别。IPAH 多见于中青年女性。HRCT 无小叶中心型毛玻璃样影、小叶间隔增厚及纵隔淋巴结肿大等表现，肺动脉高压靶向药物治疗效果较好。慢性血栓栓塞性肺高压常有下肢静脉血栓形成，CT 肺动脉造影可见肺动脉充盈缺损，HRCT 无小叶中心型磨玻璃样影、小叶间隔增厚、纵隔淋巴结肿大等。肺静脉狭窄常见于先天性肺静脉狭窄、肺静脉畸形引流外科矫正术后肺静脉狭窄及心房颤动射频消融术后肺静脉狭窄，右心导管肺毛细血管嵌顿压测定、食道超声心动图、肺静脉 CTA 等有助于鉴别。PVOD 需要注意与肺毛细血管瘤病（pulmonary capillary hemangiomatosis, PCH）鉴别，PCH 表现为肺动脉高压，伴随双肺弥漫结节影或微结节，和 PVOD 无明显区别，但是 PCH 患者小叶间隔增厚和胸腔积液较少见，磨玻璃密度结节边界较清楚，PVOD 的小叶间隔增厚更多见。

【治疗及预后】

迄今为止，尚无治疗 PVOD 的满意方案，大多数常规药物治疗方案如强心、利尿、吸氧、抗凝等仅是改善患者症状，效果欠佳。肺移植是目前唯一能延长患者生命、可能治愈 PVOD 的方法，应当在疾病早期就考虑，一般主张双肺移植。活体单叶肺移植是一种新的肺移植技术，主要适于儿童 PVOD 患者，供体肺叶大小和患儿胸腔匹配是移植成功的重要因素。PVOD 预后差，研究显示 PVOD 患者确诊后，1 年死亡率高达 72%，大多数患者在确诊后 2 年内死亡。Montani 等研究发现，PVOD 患者从首次出现症状（首次诊断）到死亡或肺移植的平均时间是 24.4 个月和 11.8 个月。国内报道一组 5 例 PVOD 患者中，4 例在确诊后 16 个月内死亡。

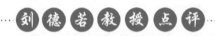

刘德若教授点评

　　PVOD 临床上较难与原发肺动脉高压或者慢性血栓栓塞性肺动脉高压鉴别，但按照肺动脉高压进行血管扩张治疗时，肺静脉闭塞或者毛细血管瘤的病理改变无法改善，单纯扩展肺动脉可导致肺进一步水肿，加重病情。因此，怀疑肺动脉高压的患者在进行血管扩张治疗前，推荐先进行高分辨 CT 检查以除外 PVOD。国内报道较少的原因可能有临床医师对此少见病认识不足及多数患者未接受尸检或肺活检，因此希望临床医师提高对本病的认知水平，并尽可能采用各项有助于诊断的检查获得确诊。

参考文献

1. Galiè N，Humbert M，Vachiery JL，et al.2015 ESC/ERS Guidelines for the diagnosis and treatment of pulmonary hypertension：The Joint Task Force for the Diagnosis and Treatment of Pulmonary Hypertension of the European Society of Cardiology（ESC）and the European Respiratory Society（ESC）：Endorsed by：Association for European Paediatric and Congenital Cardiology（AEPC），International Society for Heart and Lung Transplantation（ISHLT）.Eur Respir J，2015，46（4）：903-975.

2. Humbert M，Sitbon O，Chaouat A，et al. Pulmonary arterial hypertension in France: results from a national registry. Am J Respir Crit Care Med, 2006, 173（9）: 1023-1030.

3. Naniwa T，Takeda Y.Long-term remission of pulmonary veno-occlusive disease associated with primary Sjögren's syndrome following immunosuppressive therapy. Mod Rheumatol，2011，21（6）：637-640.

4. Huertas A，Girerd B，Dorfmuller P，et al. Pulmonary veno-occlusive disease：advances in clinical management and treatments. Expert Rev Respir Med, 2011, 5(2)：217-229.

5. Holcomb BW Jr，Loyd JE，Ely EW，et al.Pulmonary veno-occlusive disease：a case series and new observations.Chest，2000，118（6）：1671-1679.

6. 蒋鑫，陈发东，何晶，等 . 肺静脉闭塞病患者的临床特点及预后分析 . 中华心血管病杂志，2011，39：896-900.

7. Takahashi K，Chen F，Ikeda T，et al.Single-lobe lung transplantation for rapidly deteriorating pulmonary venoocclusive disease.Ann Thorac Surg，2013，95（2）：689-691.

8. Montani D，Achouh L，Dorfmüller P，et al. Pulmonary veno-occlusive disease：clinical，functional，radiologic，and hemodynamic characteristics and outcome of 24 cases confirmed by histology. Medicine (Baltimore)，2008，87（4）：220-233.

（强光亮　术者：陈静瑜）

病例 5　原发性肺淋巴瘤

病历摘要

患者，男，58 岁，3 周前因颈椎病住院检查期间，行胸部 X 线检查发现肺部占位，行胸部 CT 提示左肺下叶后基底段直径约 1.5cm 结节影，形态不规则，边缘毛糙，肺门及纵隔淋巴结无明显肿大。发病以来无明显自觉不适，饮食睡眠良好，体重无明显变化。

【入院查体】

口唇无发绀，胸廓无畸形，气管居中，全身浅表淋巴结无明显肿大，听诊双肺呼吸音清，无啰音。

【实验室检查】

血常规：WBC：$7.12×10^9$/L，NE%：69.3%，HGB：158g/L，PLT：$155×10^9$/L；肝肾功能：ALT：30IU/L，AST：15IU/L，ALB：47/L，Cr：57μmol/L；血电解质正常；凝血功能各项指标均正常；肿瘤标志物：CEA：3.12ng/ml，CYFRA21-1：2.51ng/ml，AFP：3.51ng/ml，CA125：9.81U/ml，均无明显增高。吸空气状态下血气分析：PO_2：83mmHg，PCO_2：45mmHg，pH：7.35。

【辅助检查】

胸部CT平扫（图16）：左肺下叶后基底段不规则结节影，大小1.4cm×0.9cm，边缘见短毛刺，周围少许片状磨玻璃影，炎性病变与肿瘤性病变待鉴别，双肺门不大，纵隔内未见明显肿大淋巴结影。头颅MRI、腹部B超、全身骨显像未见其他器官肿瘤征象。肺通气功能：FEV_1：3.02L，占预计值99%。超声心动图：左室射血分数：73%，各房室结构功能无明显异常。

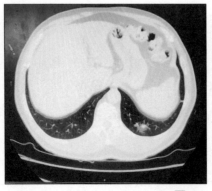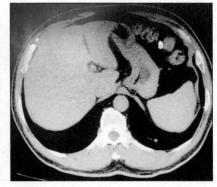

图16 胸部CT

【治疗过程】

患者左肺下叶基底段直径 1.5cm 部分实性结节影，肺门、纵隔无肿大淋巴结影，各项检查全身其他器官无肿瘤征象，心肺功能检查无手术禁忌。考虑患者肺部结节性质不明，不能除外肺恶性肿瘤可能，病变位于下叶肺边缘，可以行楔形切除，通过术中冰冻病理明确诊断，根据术中冰冻病理结果是否为原发性肺癌决定是否继续行肺叶切除手术，遂决定行胸腔镜手术治疗。患者完善术前准备。于全麻下行胸腔镜左肺下叶肿物楔形切除术。术中探查肿物位于左肺下叶内基底段，直径约 1.5cm，边界清楚。将完整肿物连同周围部分正常肺组织楔形切除，送快速冰冻病理检查，回报：肿物内淋巴细胞大量增生，考虑淋巴瘤可能大（图 17）。遂结束手术。术后患者恢复顺利，1 周后出院。术后病理回报：（左肺下叶）淋巴增生性疾病，淋巴组织高度增生，围绕支气管分布，呈结节状，淋巴滤泡存在并扩大；细胞形态以小淋巴细胞为主，局部少量活化状态大细胞，结合免疫组化及分子病理学检测 *Ig* 基因重排（＋），原位杂交 *EBER*（－），考虑为黏膜相关 B 细胞淋巴瘤（图 18），建议临床随诊观察。患者于血液科门诊规律随诊，目前随访 2 年，无复发迹象。

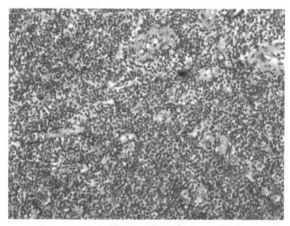

图 17　淋巴瘤

图 18　黏膜相关淋巴瘤

病例分析

　　结合患者的临床表现与病理学结果，该病例诊断为原发性肺淋巴瘤。

　　原发性肺淋巴瘤指原发于肺内淋巴组织的恶性淋巴瘤，是淋巴结外淋巴瘤的一种罕见类型，约占淋巴结外淋巴瘤的 3.6%，占所有淋巴瘤的 0.36% ～ 1.20%，占肺部原发恶性肿瘤的 0.5%。原发性肺淋巴瘤可以向周围肺组织蔓延，形成结节、肿块或片状的浸润性病灶，部分病变可跨叶间裂生长。由于原发性肺淋巴瘤的影像及临床症状的不典型性，因此诊断非常困难，在确诊之前多被考虑为肺炎、肺癌和肺结核等常见病，往往需术后病理结果方能明确诊断。

　　诊断原发性肺淋巴瘤必须有明确的病理学依据同时具备以下 4 个条件：①影像学上显示肺、支气管受累，但无纵隔淋巴结肿大；②既往无胸外淋巴瘤病史；③无肺及支气管外其他部位淋巴瘤或淋巴细胞性白血病的证据；④发病后 3 个月仍未出现胸外淋巴瘤的征象。

　　原发性肺淋巴瘤临床表现多种多样，与病变大小和侵犯部位相关，部分患者无任何症状，而部分患者有胸痛、咳嗽、喘憋、痰中

笔记

带血等呼吸道症状，或发热、体重减轻等全身症状。其症状缺乏特异性，难以与其他呼吸道疾病相鉴别。原发性肺淋巴瘤的影像学表现同样缺乏特异性，可以分为：①结节、肿块型：最常见，表现为单侧或双侧肺野内的单发或多发结节、肿块影，病灶多沿支气管束分布，病灶边界清晰，浅分叶，有或无毛刺，无胸膜凹陷征，病灶内部密度均匀，无钙化，无包膜。②肺炎、肺泡型：表现为沿肺段或肺叶分布的实变斑片影，可跨越叶间裂生长，部分病变可有支气管充气征。③间质型：较少见，表现为弥漫网状结构。④粟粒型：少见，表现为多发粟粒样小结节，多小于1cm，边缘毛糙，结节无融合，多沿支气管周围呈串珠样分布。

原发性肺淋巴瘤确诊必须有明确的病理学证据，并经免疫组织化学染色检查进行分型。原发性肺淋巴瘤罕有侵犯支气管内膜者，经纤维支气管镜活检所取组织少，诊断阳性率低，故纤维支气管镜不作为诊断原发性肺淋巴瘤的主要手段。为了获得足够的标本，胸腔镜或开胸肺活检是目前确诊原发性肺淋巴瘤的主要方法。

原发性肺淋巴瘤应与以下疾病相鉴别：①大叶型肺炎：该病全身症状及呼吸道症状较重，包括咳嗽、咳痰、发热、胸痛等，化验白细胞增高，抗感染治疗有效。②原发性肺癌：中央型肺癌主要表现为一侧肺门的不规则肿块，可出现阻塞性肺炎、肺不张或局限性肺气肿等；周围型肺癌病灶边缘毛糙或可见毛刺、深分叶，可见胸膜凹陷。部分病例依赖活检病理可鉴别。③肺转移瘤：影像学鉴别主要依赖全身其他器官有无肿瘤病灶鉴别，依赖病理确诊。④肺结核：肺结核好发于肺上叶尖后段及下叶背段，病灶常沿着支气管播散，肿块影周围见"卫星灶"，病变可出现多发小空洞、支气管引流，病灶内出现钙化有助于结核的诊断。

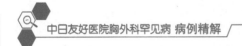
原发性肺淋巴瘤的治疗目前尚无统一标准，应根据其病理类型选择合适的治疗方式。有研究显示根治性手术能彻底切除肺内肿瘤，术后10年生存率达87.5%，为首选的治疗方法，但也有学者认为外科手术在原发性肺淋巴瘤治疗中的作用尚不明确，手术主要目的在于明确病理诊断。原发性肺淋巴瘤的预后与病理类型相关，原发性肺黏膜相关组织淋巴瘤呈低度恶性，进展缓慢，预后良好，如病灶局限可以密切随诊观察。高度恶性的大B细胞淋巴瘤则预后不佳，需要进行全身化疗。

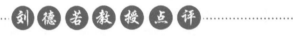

刘德若教授点评

在原发性肺淋巴瘤的诊治中，胸外科手术的主要目的是明确诊断。由于经纤维支气管镜活检及肺穿刺活检难以取得足够的组织学标本，胸腔镜肺肿物楔形切除是当下确诊原发性肺淋巴瘤的主要方法。对于单发肺内部分实性结节，需考虑到原发性肺淋巴瘤的可能。影像学上原发性肺淋巴瘤难以与外周型肺癌相鉴别，如位于肺外周的部分实性结节直径大于1cm，复查不能自行吸收，应积极手术，以明确病理诊断，及时给予合适的治疗。

参考文献

1. Cadranel J, Wislez M, Antoine M. Primary pulmonary lymphoma. Eur Respir J, 2002, 20 (3): 750-762.

2. Kim JH, Lee SH, Park J, et al.Primary pulmonary non-Hodgkin's lymphoma. Jpn J Clin Oncol, 2004, 34 (9): 510-514.

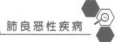
3. Cordier JF，Chailleux E，Lauque D，et al.Primary pulmonary lymphomas. A clinical study of 70 cases in nonimmunocompromised patients.Chest，1993，103（1）：201-208.

4. 贾传忠．原发性肺淋巴瘤的影像 CT 学表现．中国药物与临床，2013，13（5）：617-618.

5. King LJ，Padley SP，Wotherspoon AC，et al. Pulmonary MALT lymphoma：imaging findings in 24 cases. Eur Radiol，2000，10（12）：1932-1938.

6. Bae YA，Lee KS，Han J，et al.Marginal zone B-cell lymphoma of bronchus-associated lymphoid tissue：imaging findings in 21 patients.Chest，2008，133（2）：433-440.

7. Vanden Eynden F，Fadel E，de Perrot M，et al.Role of surgery in the treatment of primary pulmonary B-cell lymphoma.Ann Thorac Surg，2007，83（1）：236-240.

8. Ferraro P，Trastek VF，Adlakha H，et al. Primary non-Hodgkin's lymphoma of the lung. Ann Thorac Surg，2000，69（4）：993-997.

9. Guo LN，Wang JX，Gao Q，et al. Primary pulmonary lymphoma：analysis of 11 cases. Medical Journal of Chinese People's Liberation Army，2007，32（10）：1069-1071.

10. 朱砚萍，李向阳，朱惠莉，等．原发性肺淋巴瘤三例报道并文献复习．中国呼吸与危重监护杂志，2010，9（1）：70-72.

（余其多　术者：宋之乙）

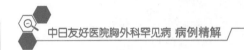

病例 6 肺毛霉菌病

病历摘要

患者，女，47 岁，主诉"咳嗽、乏力 1 月余、发热 3 周"。

患者 1 个月前受凉后出现咳嗽、乏力，伴轻度憋气不适，发病初期无发热，于当地门诊输液抗感染治疗 7 天，咳嗽无明显缓解，乏力加重致瘫软摔倒，测空腹血糖 28mmol/L，遂行精蛋白合成胰岛素降血糖治疗 4 天，同时抗感染治疗，呼吸道症状无改善。继续转入上级医院给予阿奇霉素、左氧氟沙星、美罗西林钠舒巴坦等治疗，继续调整降糖药物，治疗后血糖下降，咳嗽、憋喘加重，并出现发热症状，体温最高 39℃左右，CT 示左肺实变伴空洞，右肺实变伴多发空洞形成，双肺感染。进一步行支气管镜检查提示：右上叶管腔外压性狭窄，远端大量黄色分泌物溢出，送病原学及病理检查。右肺上叶病理：查见散在真菌孢子及菌丝。予以抗真菌治疗，现为进一步治疗收入院。入院时：患者神志清，精神可，倦怠乏力，阵发性咳嗽，有时程度剧烈，咳剧时伴憋喘气促、恶心呕吐，咳痰后症状缓解，咳黄色黏痰、白色泡沫样痰，近 4 天体温正常，食欲略有改善，饮食量少，睡眠欠佳，大小便正常，体重略下降。

既往糖尿病史 1 月余。剖腹产手术 2 次。

个人史无特殊。

24 岁结婚，离异 1 次，现配偶健在，孕 3 产 3 子，顺产 1 胎，流产 0 胎，剖腹产 2 胎，儿子体健，初潮 14 岁，月经 4/25 天，末次月经不详，月经周期不规则，经量、经色未见异常，无血块、无痛经。

笔记

【入院查体】

胸廓对称，胸壁无静脉曲张，乳房正常对称。呼吸运动正常，肋间隙正常，双侧语颤减弱，胸骨无叩痛。叩诊呈清音，呼吸音低，右肺为著，未闻及明显干湿啰音，无胸膜摩擦音。

【辅助检查】

支气管镜检查：右上叶管腔外压性狭窄，远端大量黄色分泌物溢出，送病原学及病理检查。病理：查见散在真菌孢子及菌丝。

胸部 CT：右肺上叶见片状实变影，内见空洞影及支气管影，左肺上叶见结节影，内见支气管影，周边可见毛刺征及胸膜牵拉征，双肺散在实变影、斑片影及小结节影，气管及主支气管通畅，双肺门不大，双侧胸膜未见明显增厚。印象：双肺感染，右肺上叶感染灶伴空洞，肺结核不除外。支气管炎？

【诊　断】

侵袭性肺真菌病：患者为感染性疾病，起病时有咳嗽、憋喘等呼吸道症状，后出现反复发热，影像学可见实变、空洞及磨玻璃影等炎症表现，支气管镜检查活检组织中查见真菌孢子及菌丝。

【诊疗过程】

入院后再次行支气管镜检查（图 19），局部取病理同时行支气管灌洗行细胞学检查，病理结果提示找到真菌菌丝，毛霉菌可能性大（图20）。因患者一般情况较差，伏立康唑、两性霉素 B 脂质体治疗后影像学部分吸收好转。但患者右肺上叶感染灶伴空洞（图 21），考虑右肺上叶功能已完全丧失，目前其余肺叶受累情况较轻，决定行右肺上叶切除术。因患者胸腔内感染严重，上叶与前纵隔胸膜及胸壁粘连严重，遂在胸腔镜辅助下行右肺上叶切除术。术后继续抗真菌治疗。

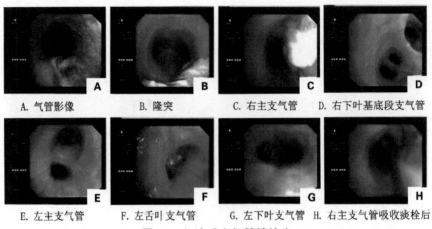

A. 气管影像　　　　B. 隆突　　　　C. 右主支气管　　　D. 右下叶基底段支气管

E. 左主支气管　　F. 左舌叶支气管　　G. 左下叶支气管　　H. 右主支气管吸收痰栓后

图 19　入院后支气管镜检查

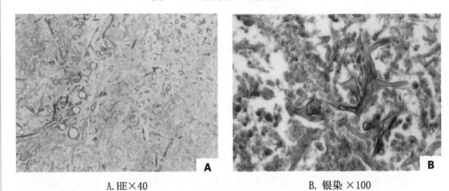

A. HE×40　　　　　　　　　　　　　　B. 银染 ×100

图 20　病理镜下：毛霉菌菌丝较宽而不一致，一般 10 ～ 15μm，无分隔，分支
　　　不规则而无固定角度，菌丝排列无定向。横切面呈囊状和少见孢子

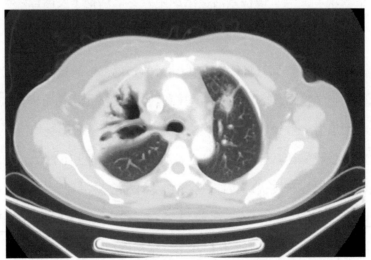

图 21　入院抗真菌治疗后（手术前）CT

病例分析

肺毛霉菌病是由毛霉菌目中的致病菌引起的机会性肺部感染，由于常规一线抗真菌药物对该病效果不佳，该病需要与普通侵袭性肺真菌病区分对待。已知的诱发因素包括不受控制的糖尿病、糖尿病性酮酸中毒、化疗、血液恶性肿瘤（白血病和淋巴瘤）、免疫抑制治疗、获得性或先天性中性白细胞减少、抗生素治疗、代谢性酸中毒等。在本病例中可发现患者存在不受控制的糖尿病，可能与疾病的发生、发展有关。

肺毛霉菌病的症状通常是非特异性的，常见症状包括发烧、呼吸困难、咳嗽和胸痛，罕见情况下可表现为皮下气肿、Horner 综合征或者 Pancoast 综合征。该病的 X 线片表现同样无特异性，它可以呈现为孤立性结节、肺叶实变或空洞改变。CT 检查同样特异性不强，可表现为磨玻璃影、斑片影、空洞、空气新月征、晕征、反晕征等，其中出现"反晕征"需高度怀疑肺毛霉菌病。在本病例中患者的起病症状与细菌性肺炎相似，胸部 CT 也没有提供真菌感染的特异征象，因此在初始阶段进行了经验性抗菌治疗，而该治疗被证实为无效治疗。

由于肺毛霉菌病的症状、体征和放射学表现是非特异性的，确诊主要依靠在感染组织中寻找菌丝。纤维支气管镜可直接取得感染组织，同时行支气管肺泡灌洗有助于取得足够的细胞学诊断标本，除此以外，取材诊断方法还包括经皮穿刺活检、开胸肺活检和胸膜液培养。在本病例中患者经支气管肺泡灌洗后取得了病理诊断依据。

肺毛霉菌病的临床进展极快且致命，患者的存活主要依赖于早诊、早治。两性霉素 B 是毛霉菌病的首选抗真菌药物，但由于此类

笔记

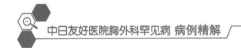

感染往往伴有严重坏死，药物对受累组织的渗透有限，结合外科手术治疗同样十分重要。对于一般情况较差的患者可以保守治疗，待手术条件转好后考虑手术治疗，通常的手术方式为肺叶切除。由于严重感染患者往往胸腔内粘连严重，为缩短手术时间不必追求胸腔镜手术。由于手术并不能清除所有病灶，手术结束后仍需继续抗真菌治疗。目前推荐的治疗方法为：除非存在手术禁忌，否则应在诊断后 6 天内及时开始早期手术加早期抗真菌治疗。

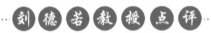
刘德若教授点评

　　毛霉菌病由于常规抗真菌治疗效果不佳，外科手术的及时介入显得尤为重要。在发病初期，该病与细菌及其他特殊感染的症状类似，往往难以第一时间被诊断。而在实验性治疗失败之后，及时的支气管镜活检及支气管肺泡灌洗对预后至关重要。在取得诊断依据的情况下，在条件允许的情况下尽快手术是治疗的关键。由于真菌感染往往导致胸腔内粘连严重，患者一般状态可能较差，为了降低手术难度、缩短手术时间，开胸手术可能更适合此类患者。在手术完成后，仍然需要抗真菌治疗。

参考文献

1. Hamilos G，Samonis G，Kontoyiannis DP. Pulmonary mucormycosis. Semin Respir Crit Care Med，2011，32（6）：693-702.

2. Lee FY，Mossad SB，Adal KA. Pulmonary mucormycosis：the last 30 years. Arch Intern Med，1999，159（12）：1301-1309.

3. Koshy CG，Shah S，Mammen T. Subcutaneous emphysema of the chest：could it be pulmonary mucormycosis? Thorax，2010，65（3）：280.

笔记

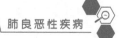
4. Kotoulas C，Psathakis K，Tsintiris K，et al. Pulmonary mucormycosis presenting as Horner's syndrome. Asian Cardiovasc Thorac Ann，2006，14（1）：86-87.

5. Bansal M，Martin SR，Rudnicki SA，et al.A rapidly progressing Pancoast syndrome due to pulmonary mucormycosis：a case report. J Med Case Rep，2011，5：388.

6. Georgiadou SP，Sipsas NV，Marom EM，et al. The diagnostic value of halo and reversed halo signs for invasive mold infections in compromised hosts. Clin Infect Dis，2011，52（9）：1144-1155.

7. Walsh TJ，Gamaletsou MN，McGinnis MR，et al. Early clinical and laboratory diagnosis of invasive pulmonary，extrapulmonary，and disseminated mucormycosis (zygomycosis). Clin Infect Dis，2012，54 Suppl 1：S55-S60.

8. al-Abbadi MA，Russo K，Wilkinson EJ. Pulmonary mucormycosis diagnosed by bronchoalveolar lavage：a case report and review of the literature. Pediatr Pulmonol，1997，23（3）：222-225.

9. Spellberg B，Ibrahim AS. Recent advances in the treatment of mucormycosis. Curr Infect Dis Rep，2010，12（6）：423-429.

（温焕舜　术者：郭永庆）

病例 7 肺多形性癌自体肺叶移植

📋 病历摘要

患者，女，66 岁，主因"咳嗽、咳痰 3 月余，加重伴喘憋 10 余日"入院。患者 3 个月前无诱因出现咳嗽、咳少量稀薄样白痰，就诊外院查胸部 CT（图 22）示"右肺上叶占位；左肺下叶及右肺中叶纤维索条影及磨玻璃影，炎症？纵隔及右肺门淋巴结肿大；左侧少量胸腔积液；左侧胸膜增厚，主动脉壁钙化斑；脂肪肝"，CT 引导下穿刺病理诊断为梭形细胞肿瘤，考虑符合肉瘤样癌。

免疫组化：CK（＋），ALK(ventana)（－），Ki-67（＋90%），TTF-1（部分＋），NapsinA（－），CK5/6（－），p63（－），Vimentin（＋），S-100（－），CAM5.2（＋），SMA（－），Myo-D1（－），CD31（＋）。

全身骨扫描未及明确骨转移；头颅 MR 未及颅内转移；B 超提示轻度脂肪肝，未及肝转移及颈部、锁骨上淋巴结转移。近 10 日患者咳嗽、咳痰症状加重，伴喘憋、大汗、胸闷、胸部不适，为进一步治疗经急诊入院。既往有反酸、嗳气病史，未诊治。幼年患肺结核，已痊愈。15 年前因子宫肌瘤切除子宫，多次行皮下脂肪瘤切除术。

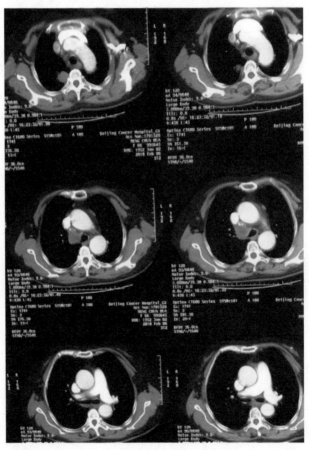

图 22 术前胸部 CT 示右肺上叶占位，纵隔 4R 淋巴结增大

入院后体检：体温 37.4℃，脉搏 88 次 / 分，呼吸 28 次 / 分，血压 115/70mmHg。气管居中，胸廓外形正常，双侧呼吸运动不对称，右侧呼吸运动减弱。右肺呼吸音低，左肺可及散在湿啰音，未及胸膜摩擦音，心律齐，未及杂音。

【诊疗及手术过程】

入院后针对社区获得性肺炎使用头孢哌酮舒巴坦＋莫西沙星经验性抗感染治疗。患者白细胞异常升高，考虑主要因素为肿瘤梗阻气道、痰液引流不畅。血气分析示Ⅱ型呼吸衰竭，予气管插管，机械通气治疗。血 cTNI 及心电图存在动态变化，考虑合并有非 ST 段抬高型心肌梗死，其原因为呼吸衰竭、缺氧，予硝酸酯类改善心脏供血。予患者肠内营养支持，并予抑酸治疗。

完善检查，排除绝对禁忌后，于全麻下行右肺中上叶切除＋右肺下叶自体移植术（图 23）。术中患者左侧卧位，经右侧第四肋间后外侧切口进胸，探查见胸腔内淡黄色积液 250ml，脏层壁层胸膜表面无转移结节，肿物位于右上叶支气管管口，侵及气管下端下侧壁并造成右主支气管狭窄，第 2R 组、第 4R 组淋巴结增大融合成团。游离上纵隔淋巴结与奇静脉、上腔静脉间隙，上腔静脉套管，离断奇静脉。游离前肺门，心包内游离上肺静脉，器械离断。游离上纵隔淋巴结下缘与肺动脉第一支间隙，离断肺动脉第一支。肺动脉干与上腔静脉、上纵隔淋巴结完全游离，判断病灶可手术切除。器械离断水平裂，离断上叶肺动脉其余各分支。游离并离断上叶支气管，移除标本。沿气管外膜切除第 2R 组及第 4R 组淋巴结。离断中间干支气管，沿上叶支气管断端剖开右主支气管及气管下段右侧壁，切除右主支气管及支气管下段右侧壁，拟行中间干与气管下段吻合，张力较大，遂决定行右肺下叶自体肺移植。处理斜裂，依次处理中

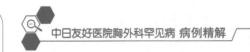

叶动脉、静脉、支气管，移除右中叶。结扎肺动脉干，游离下肺静脉，阻断钳阻断后离断。修剪右中间干支气管，将其端端吻合至气管下段侧壁。阻断并剪开上肺静脉，行下肺静脉与上肺静脉近心端端端吻合。松开肺动脉干结扎线，排气后结扎中叶静脉。冲洗并妥善止血，留置胸引管2根，术毕。

术后病理结果回报（图24）：右肺上叶多形性癌，以梭形细胞癌为主，局灶为腺癌。肺门血管未见癌栓，支气管断端净，淋巴结可见转移癌（支气管周淋巴结0/1，第2R组淋巴结0/4，第3a组淋巴结0/5，第4R组淋巴结5/7，第7组淋巴结0/6，第10组淋巴结0/1，第11组淋巴结0/1，第12组淋巴结0/1）。（右肺中叶）送检标本内未见肿瘤，支气管断端净，淋巴结未见肿瘤转移（支气管周围0/2）。气管下段及右主支气管送检支气管壁可见梭形细胞癌浸润。免疫组化结果：Ki-67(MIB-1)(40%＋)，TTF-1(＋)，NapsinA(灶性＋)，CK7(灶性＋)，CD34(－)，KP-1(－)，Desmin(－)，a-SMA(－)，CD31(－)，P53(－)，P40(－)，P63(－)，S-100多克隆(－)，EMA(灶性＋)，CD99(－)，Bcl2(－)，SALL4(－)，CK(AE1/AE3)(灶性＋，梭形细胞少数弱＋)，Vimentin(＋)，DOG-1(－)，CD117(－)。术后患者恢复可（图25），顺利脱机拔管自ICU返回普通病房，术后2周出院。

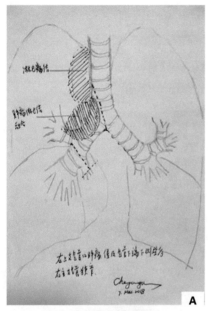

A. 术前肿瘤位置

B. 肺静脉吻合方式

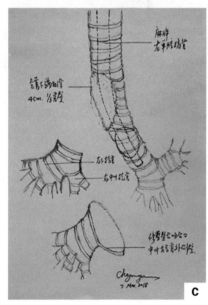

C. 气管支气管吻合方式

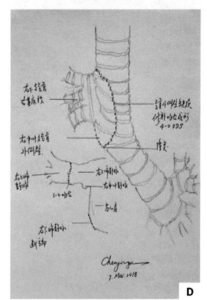

D. 移植后效果示意

图 23　自体肺移植手术图示

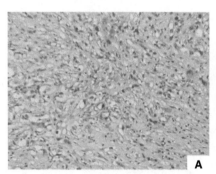

A.HE×200，梭形细胞癌部分   B.HE×200，腺癌部分

图 24　病理结果

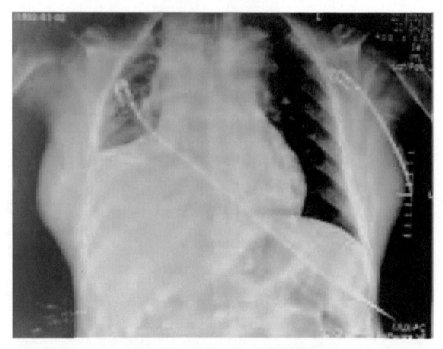

图 25　术后胸片示右下肺复张满意

病例分析

2015 年 WHO 肺肿瘤分类中将多形性癌定义为分化差的非小细胞性肺癌，也就是鳞状细胞癌、腺癌或未分化非小细胞性癌中出现至少 10% 的梭形细胞或（和）巨细胞癌；也可能是仅有梭形细胞和巨

细胞成分的癌。

多形性癌属于肺肉瘤样癌中最常见的亚型，发病率极低，占肺原发恶性肿瘤的 0.1% ～ 0.4%，临床表现无明显特异性，误诊率较高。病理组织学示巨细胞和（或）梭形细胞可能与分化的肿瘤成分混合存在。巨细胞癌成分具有丰富的嗜酸性胞质，有时呈颗粒状，有时含有嗜酸性小球。其细胞核体积大，核型不规则，多个核或核呈多叶状，染色质粗，核仁突出；间质可以是纤维性的、黏液性的，甚至极少。梭形细胞癌表现为恶性梭形细胞成分呈席纹状或簇状排列，核深染、染色质颗粒感或核仁清晰。梭形细胞和巨细胞成分常常表达 Vimentin 和 fascin，也可以出现 CK 阳性表达。此类肿瘤的病理类型在活检小标本中由于不能对肿瘤组织进行完全的评估，而不能被确诊，必须在手术切除的大标本中，通过充分的病理检查才能确立组织学分型。

手术切除是无远处转移肺多形性癌患者的首选治疗方法，有限的病例序列报道认为原发肺多形性癌多呈膨胀性生长，生长速度相对较慢，与周围组织分界清楚，同时不易出现区域淋巴结转移，若肿瘤发现早，病灶局限，手术切除后有长期存活的可能。预后主要与肿瘤大小、外侵程度及肿瘤病理类型有关。一般认为多形性癌对放化疗不敏感，是否需要辅以围术期放化疗还需更多循证医学证据支持。

笔记

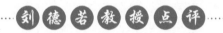

1. 本例患者经肺穿刺病理确诊为多形性癌，术前临床分期为 cT4N2M0，ⅢB期。考虑到肿瘤常呈现膨胀性生长，为局部晚期恶性肿瘤，且对放化疗不敏感，增大的纵隔淋巴结（4R）有完整切除的可能，遂行外科干预。

2. 根据术中情况，最终决定行右肺中上叶切除术＋右肺下叶自体移植术，手术过程顺利，最大限度保留了患者肺功能，避免了全肺切除，同时做到肿瘤组织完整切除。术后病理证实为肺肉瘤样癌，pT3N2M0，ⅢB期。患者转归满意。

3. 自体肺移植手术难度大，吻合方式复杂，手术相关并发症发生率高，往往需根据术中情况决定具体术式。吻合过程需注意保证动静脉、气管支气管吻合口通畅，避免吻合口张力过大或扭转，可对吻合部位做适当裁剪、移位以保证手术吻合效果，减少并发症，改善预后。

参考文献

1. Sato S，Koike T，Yamato Y，et al. A case of rapidly growing pulmonary carcinosarcoma. Int J Clin Oncol，2010，15（3）：319-324.

2. Beasley MB，Brambilla E，Travis WD. The 2004 World Health Organization classification of lung tumors.Semin Roentgenol，2005，40（2）：90-97.

3. 王猛，田彤彤，朱庆强，等 . 原发性肺肉瘤样癌的 CT 表现 . 中华消化病与影像杂志 (电子版)，2018，8（4）：152-157.

4. 李园园，张丽丽，蒋娟，等 . 38 例肺肉瘤样癌临床特点及预后的回溯性分析 . 中国肺癌杂志，2015，18（9）：537-542.

5. 龚民，崔永．原发性肺肉瘤的诊断与治疗．中华胸心血管外科杂志，2007，23（4），284.

6. 蒋峰，许林，袁方良，等．自体肺移植技术在Ⅲ期中心型肺癌外科治疗中的应用．中华医学杂志，2010，90（19）：1329-1332.

7. Jiang F，Xu L，Yuan FL，et al.Lung autotransplantation technique in the treatment for central lung cancer of upper lobe.J Thorac Oncol，2008，3（6）：609-611.

（肖 飞 术者：陈静瑜）

病例 8 非小细胞肺癌合并左心房瘤栓

病历摘要

患者，男，53岁，主因"咳嗽、胸闷1月余"入院。胸部增强CT（图26）示左肺下叶中心型肺癌并远端阻塞性肺炎，左心房受累。超声心动图示自左下肺静脉延伸出团块样肿物侵入左心房顶部，直径约0.8cm，左心房径3.7cm。全身PET-CT提示左下肺近肺门部恶性肿瘤，SUV均值3.6，肺门、纵隔淋巴结未及代谢增高征象，无远处转移。患者既往史、个人史等无特殊。

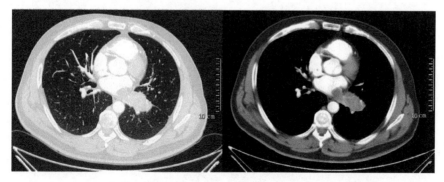

图26 术前增强CT示左肺下叶中心型肺癌并左心房瘤栓

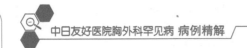
【诊疗及手术过程】

气管镜活检病理诊断为左肺下叶低分化鳞癌，临床分期cT4N0M0，Ⅲa。备体外循环，全麻下行胸腔镜辅助心包内左肺下叶切除＋左心房切开取栓＋纵隔淋巴结清扫术（图27）。术中先行胸腔镜探查，左第七肋间腋中线长1cm切口置入胸腔镜，确认无胸膜转移灶。再取第四肋间长约10cm切口为操作口，用牵开器适度撑开，取腋后线第八肋间长2cm切口为辅助操作孔。镜下探查下肺静脉内可及瘤栓，小部分突入左心房。打开斜裂，游离并器械处理左下叶肺动脉，平二级隆突离断下叶支气管，送冰冻病理切缘阴性，间断缝合下叶支气管残端。心包内显露肺静脉，于左心房壁和上肺静脉分别上无创血管钳阻断，平下肺静脉根部切开左心房，见淡黄色质韧瘤栓，表面光滑，边界清楚，未侵及血管壁或心房壁。完整移除标本。4-0 prolene线连续缝合心房缺损。清扫纵隔、肺门各组淋巴结。手术用时210分钟，出血200ml。

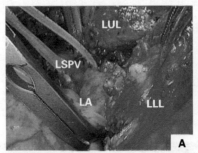
A. 显露左下肺静脉，左心房壁和左上肺静脉分别上无创血管钳阻断

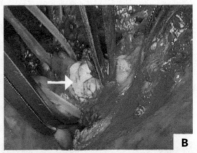
B. 平下肺静脉根部切开左心房，见淡黄色质韧瘤栓

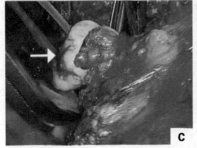
C. 瘤栓表面光滑，边界清楚，未侵及血管壁或心房壁

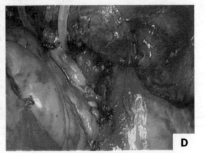
D. 完整移除瘤栓及左肺下叶，连续缝合心房断面

图27 胸腔镜辅助左肺下叶切除、左房切开、瘤栓取出术

注：LUL＝左肺上叶；LSPV＝左上肺静脉；LA＝左心房；LLL＝左肺下叶。

术后病理回报：左肺下叶低分化鳞状细胞癌，淋巴结见癌转移（第 5 组 0/2，第 6 组 0/1，第 7 组 0/6，第 9 组 0/2，第 10 组 0/3，第 11 组 0/3，第 12 组 1/4），pT4N1M0，Ⅲa 期。术后第 8 天无诱因出现反应迟钝，辨识力下降，头 MR 示左侧胼胝体膝部、双侧半卵圆中心新发梗死灶，积极治疗病情稳定后于术后第 10 天出院。术后共完成 4 周期吉西他滨＋卡铂方案化疗。定期随访未及肿瘤复发或远处转移征象。

📋 病例分析

对特定的局部晚期非小细胞肺癌病例，积极手术能改善预后已成公论。非小细胞肺癌合并肺静脉、左心房内瘤栓病例少见，瘤栓脱落可能导致急性心衰或体循环栓塞等严重并发症，故手术风险极大。同时，与直接浸润生长相区别，瘤栓的延展范围相对局限，仅仅在有限空间（如血管腔）内增加体积，罕见浸润血管壁、心包等，如术前检查倾向于瘤栓而非肿瘤浸润生长，通过手术完整移除可能获得较好的预后。

术前应评估是否需要体外循环（cardiopulmonary bypass，CPB）辅助。CPB 下操作能有效避免意外大出血，保证术中血流动力学稳定，同时减少因反复探查、剥离压迫肿瘤而导致的肿瘤血行播散的概率。术中还可根据情况控制体温，降低代谢，对重要脏器有保护作用。但有观点认为 CPB 辅助肺癌根治及心脏、大血管部分切除术后并发症发生率和围术期死亡率高，预后欠佳。体外膜肺技术可取代 CPB，适用于侵及肺静脉及左房的局部晚期肺癌。

心房切开和取栓是手术关键步骤，钳夹左房壁时位置不能过深，可适度将瘤栓向肺静脉内轻柔推送。切开左房壁时应远离左房顶，

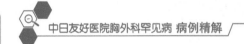

避免损伤发自右冠状动脉的窦房结动脉，避免窦房结功能障碍进而引起心律失常。

围术期管理上，即便应用预防性抗凝，手术切除瘤栓后再发生血栓栓塞的比例亦较高。本例患者术后第8天出现新发脑梗死，可能与肺癌合并瘤栓患者的高凝倾向，以及手术操作对心房结构及血流动力学扰动相关。临床实践中应着眼于预防大块肺栓塞、降低下肢大动脉栓塞发生概率和积极处理微小肺栓塞累积造成的肺动脉高压，同时注意抗凝治疗带来的出血风险。

文献报道手术治疗预后尚佳，术后5年生存率14.0%～43.7%。术前新辅助化疗可能有利于病灶的完整切除并消除微小转移灶，尚需大样本临床研究加以验证。

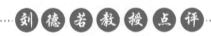
刘德若教授点评

1. 非小细胞肺癌合并左心房瘤栓的病例罕见，我们的单中心经验证明此类局部晚期肿瘤经手术切除为主的综合治疗可能获得满意预后。

2. 胸腔镜的应用对此类疾病诊疗有积极作用：一方面，先行胸腔镜探查利于早期发现胸膜转移，避免单纯开胸探查手术；另一方面，对视野的放大作用有利于术中对肿瘤侵犯范围及程度的判定，避免了单纯靠"触觉"的情况，降低了因反复触碰造成瘤栓脱落的风险。

3. 需要加强围术期评估与管理，包括术前超声心动检查判断病灶位置、左房大小及瘤栓侵及范围、深度，术后合理抗凝预防血栓相关并发症等。

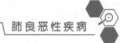

参考文献

1. Vansteenkiste J，De Ruysscher D，Eberhardt WE，et al. Early and locally advanced non-small-cell lung cancer（NSCLC）：ESMO Clinical Practice Guidelines for diagnosis，treatment and follow-up. Ann Oncol，2013，24 Suppl 6：vi89-vi98.

2. Muralidaran A，Detterbeck FC，Boffa DJ，et al. Long-term survival after lung resection for non-small cell lung cancer with circulatory bypass：a systematic review. J Thorac Cardiovasc Surg，2011，142（5）：1137-1142.

3. Lang G，Taghavi S，Aigner C，et al. Extracorporeal membrane oxygenation support for resection of locally advanced thoracic tumors.Ann Thorac Surg，2011，92（1）：264-270.

4. Coleman R，MacCallum P.Treatment and secondary prevention of venous thromboembolism in cancer.Br J Cancer，2010，102 Suppl 1：S17-S23.

5. Ratto GB，Costa R，Vassallo G，et al. Twelve-year experience with left atrial resection in the treatment of non-small cell lung cancer.Ann Thorac Surg，2004，78（1）：234-237.

6. Galvaing G，Tardy MM，Cassagnes L，et al. Left atrial resection for T4 lung cancer without cardiopulmonary bypass：technical aspects and outcomes. Ann Thorac Surg，2014，97（5）：1708-1713.

7. DiPerna CA，Wood DE.Surgical management of T3 and T4 lung cancer.Clin Cancer Res，2005，11（13 Pt 2）：5038s-5044s.

8. 鲍彤，肖飞，刘德若，等．非小细胞肺癌合并左房瘤栓病例的手术治疗与围术期管理．中国肺癌杂志，2018，21（1）：24-31.

（肖　飞　术者：刘德若）

食管良恶性疾病

病例 9 原发性食管黑色素瘤

病历摘要

患者，男，47岁，以"进食哽噎感6个月，加重20天"为主诉入院。有糖尿病病史10年，有输血史及磺胺类药物过敏史。外院胃镜：距门齿23～26cm食管前壁可见一不规则新生物向腔内突出，表面充血水肿糜烂出血，食管腔狭窄。组织病理及免疫组化：CK（－）、Vimtin（＋）、HMB-45（＋）、S-100（＋）、Ki-67（20％＋）、Nestin（＋）、P53（＋）、Melan-A（＋），考虑食管恶性肿瘤。中日友好医院病理会诊：（食管）恶性黑色素瘤。入院后查胸部CT：食管上段近气管分叉处管腔内见软组织结节影，管腔狭窄，增强呈轻度强化，考虑食管上段占位，不除外食管癌（图28）；另见双肾小囊肿。彩超：①肝弥漫性回声改变，考虑脂肪肝；②双肾囊肿。全身骨显像示：右侧第八后肋可见局灶性放射性分布轻度浓聚灶，骨代谢轻度活跃。头颅MRI：①双侧额叶轻度白质脱髓鞘；②左侧上颌窦小囊肿。余未见明显异常。

【治疗过程】

患者于2011年8月18日在全麻下行食管癌根治术（食管次全切除＋食管胃弓上吻合＋淋巴结清扫术）。术后大体标本可见距食管近端切2.5cm，远端切缘4.3cm，可见一椭圆形肿物，大小约为2.2cm×1.5cm，肿物表面黏膜多处表浅糜烂，有蒂与食管壁相连，切面呈灰色。术后病理（图29）：（食管、贲门）恶性肿瘤，HE染色在光学显微镜下见大的上皮样梭形细胞，核深染，核仁突出，组织间散布黑色素及吞噬黑色素细胞，符合恶性黑色素瘤。患者于术后第8天进水，第13天普食，伤口Ⅰ期愈合，术后复查上消化道造影提示吻合口通畅，未见瘘发生。患者无主观不适症状，顺利康复出院。

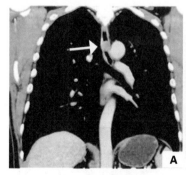
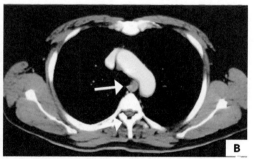

A. 增强CT横轴面示食管上段近气管分叉处可见软组织结节影（箭头所示），密度较均匀，增强呈轻度强化，食管管腔狭窄

B. 增强CT冠状面图像示食管上段可见类圆形软组织影（箭头所示），大小约2.0cm×1.5cm，边缘较光整，肿块周围食管壁未见明显增厚

图28　入院胸部CT

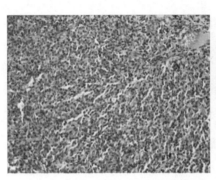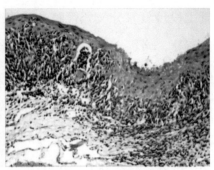

图 29 术后病理：肿瘤细胞弥漫排列，异型性明显，细胞核仁明显，
核分裂像易见，间质内可见散在黑色素（HE×200）

病例分析

黑色素瘤（melanoma）是一类由皮肤和其他器官黑素细胞产生的具有高度恶性的上皮源性肿瘤，好发于皮肤、皮肤黏膜交界等处，食管是发生黑素素瘤的罕见部位，据统计有 15% 的黑色素瘤发生在非皮肤的部位，其中仅有 0.5% 原发于食管。原发性食管黑色素瘤（PMME）起源于食管黏膜基底细胞层的树突状成黑素细胞和黑素细胞，在食管恶性肿瘤中仅占 0.1%～0.2%，是一类临床极为罕见的食管恶性肿瘤，目前全世界共报道 300 余例，由于 PMME 的临床症状缺乏特异性，与其他食管恶性肿瘤不易区分，故多数病例在术前不能获得正确的诊断。

PMME 的发病机制至今不明。虽然 1906 年 Baur 报道第 1 例食管黑色素瘤时考虑其为其他部位黑色素瘤转移所致，但 1963 年 De La Pava 等报道了食管上皮存在典型黑色素细胞后证实该病可原发于食管，并且 Ohashi 等的研究也显示食管黑色素细胞增多症在健康人群的发生率约为 7.7%，提示食管局部上皮黑色素细胞增生及慢性食管炎或为食管恶性黑色素瘤的前驱病变。PMME 属高度恶性肿瘤，易早期发生血行转移，预后极差，5 年生存率不足 10%。多数 PMME 确诊时已发生转移，其中以周围淋巴结和肝脏转移最为常见。PMME 的平均发病年龄约 60 岁，男女比例约为 2 ∶ 1。约 90% 的病变累及食管下 2/3 段，常见的主诉包括吞咽不适（91.6%）、进食胸骨后疼痛（27.6%）及反酸、乏力和体重减轻。偶可见血便、黑便或呕血。

内镜下（图 30）PMME 为边界清楚、隆起、有色肿物，沿管壁一侧纵向向管腔内膨胀性生长，常为正常黏膜覆盖，表面常见溃疡。多表现为独特黑染，但仍有 10% ～ 25% 表现为褐色、黑棕色、黑色、蓝色、红色及灰色等其他颜色，同时需注意乏色素性黑色素瘤亦可存在。超声内镜可进一步明确肿物大小及浸润深度等特征。钡剂造影多呈典型的息肉样充盈缺损，黏膜溃疡少见，管壁蠕动消失但不僵硬，管腔狭窄但极少引起梗阻，需与食管癌相鉴别，两者均可见管腔狭窄及充盈缺损，但后者多有管壁僵硬、黏膜紊乱及小溃疡形成。CT 可明确食管占位情况、周围组织浸润及远隔转移等，多表现为密度均匀、边界清楚的软组织肿块，钙化罕见，增强扫描多呈明显强化。该病起源于黏膜层，极少侵犯黏膜下及肌层，引起梗阻症状较晚，在 CT 上的表现为凸向管腔的结节状肿块，可有分叶，与周围组织界限不清，沿管腔纵轴生长，增强扫描呈明显强化（图 31）。

PMME 应与食管癌、平滑肌肉瘤及一些良性肿瘤如平滑肌瘤、纤维血管性息肉等鉴别。①食管癌：常呈浸润性生长，易使管腔狭窄，CT 表现为食管壁增厚，可以是局限性或环形，伴管腔偏心性狭窄，甚至闭塞，病变以上食管不同程度扩张，增强扫描可见轻度强化。②食管平滑肌瘤：CT 表现为向腔内或腔外突出的类圆形软组织肿块，轮廓光滑，边缘清晰，密度均匀的软组织肿块，增强扫描均匀强化。③食管纤维血管性息肉：CT 表现为食管腔内的占位，体积较大，边缘光滑，一般有蒂，增强可见由根蒂部发出的营养血管。

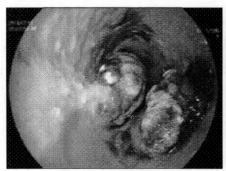
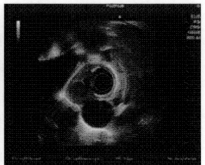

图 30　超声内镜检查　　　　　　图 31　CT 检查

那么如何诊断 PMME？虽然目前还存在许多争议，但仍然可以认为，病理＋免疫组化是确诊 PMME 的"金标准"。目前临床上如无明确证据提示其他黑色素瘤好发器官有病变时，则诊断食管黑色素瘤为原发。Allen 等最早提出当符合以下 4 个条件时，即可以认为是PMME：①具有黑色素瘤的特征性结构并有黑色素沉着；②邻近上皮可见黑色素细胞；③肿瘤呈息肉状；④起源位于鳞状上皮内的交界性活动区域。但有学者据此分析了国内文献报道的 25 例 PMME，最后只有 14 例符合该诊断标准，其原因是肿瘤体积大，交界现象及邻近上皮内黑色素细胞无法确认。此外，约 1/4 的 PMME 可因黑色素颗粒的缺失而导致误诊，光镜下瘤细胞内找到确切黑色素颗粒时诊断并不困难。当瘤细胞内无黑色素颗粒，细胞形态又呈梭形、分布弥漫时就需要与低分化的鳞／腺癌、肉瘤样癌及非霍奇金淋巴瘤等鉴别，特别是肉瘤样癌，镜下细胞弥漫分布、瘤细胞呈梭形改变，与无色素性黑色瘤鉴别困难，因此需进一步免疫组化结果协助诊断。此外，对于原位黑色素瘤或卫星肿瘤灶诊断时尚需排除皮肤黑色素瘤病史并给予系统检查以确诊。MRI、PET-CT、消化道钡餐造影等方式亦可一定程度上协助诊断。

目前对原发性食管恶性黑色素瘤的治疗尚缺乏经验，多借鉴皮肤黑色素瘤的治疗经验，但又与以化疗为主的皮肤黑色素瘤不同，

PMME 多采用手术治疗，因其具有多原发性的特点，只做局部切除远远不够，首选肿瘤完整切除＋扩大淋巴结清扫＋消化道重建，且即使伴有淋巴结转移，手术仍可作为首选，同时，细胞免疫治疗有助于其术后治疗，改善预后。此外，PMME 对放疗较敏感，作为术后的辅助治疗或者作为无法手术患者的替代治疗，可使瘤体缩小，缓解进食梗阻症状，提高生活质量，但对生存期未见明显影响。国外有报道采用外照射放疗加食管腔内热疗对肿瘤局部控制效果理想，尽管病例数少，但是为 PMME 的治疗提供了新方法。Mehra 等研究显示肿瘤厚度是 PMME 的重要预后因素，且存活时间主要取决于肿瘤 T 分期结果。患者既往健康状况等因素也对预后有一定影响，以规范手术为主的综合治疗可能有助于延长患者的生存时间。

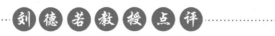

刘 德 若 教 授 点 评

　　PMME 是一种罕见的高度恶性食管肿瘤，预后较差，主要依靠病理明确诊断，确诊后的治疗方案选择需要结合多方面来考量，早期诊断和以手术为主的综合治疗有利于改善预后，晚期及不能手术的患者行放化疗可缓解症状、提高生活质量，而新的治疗方法也值得我们进一步研究。

参考文献

1. Eddekkaoui H，Guy JB，Falk AT，et al.Primary digestive melanomas：is there any consensus?Bull Cancer，2014，101（6）：637-640.

2. Iwanuma Y，Tomita N，Amano T，et al. Current status of primary malignant melanoma of the esophagus：clinical features，pathology，management and prognosis. J Gastroenterol，2012，47（1）：21-28.

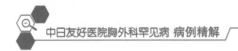

3. 王墨飞,高克明,于好,等.肛管直肠恶性黑色素瘤的临床分析.中华胃肠外科杂志,2011,14(5):387.

4. Bisceglia M, Perri F, Tucci A, et al.Primary malignant melanoma of the esophagus: a clinicopathologic study of a case with comprehensive literature review. Adv Anat Pathol, 2011, 18(3): 235-252.

5. Baur EH. A case of primary melanoma of the esophagus. Arb Geb Pathol Anat Inst Tubingen, 1996, 5(4): 343-354.

6. De La Pava S, Nigogosyan G, Pickren jw, et al.Melanosis of the sophagus.Cancer, 1993, 16(2): 48-50.

7. Mehra T, Grözinger G, Mann S, et al.Primary localization and tumor thickness as prognostic factors of survival in patients with mucosal melanoma. PLoS One, 2014, 9(11): e112535.

8. Matsutani T, Onda M, Miyashita M, et al. Primary malignant melanoma of the esophagus treated by esophagectomy and systemic chemotherapy. Dis Esophagus, 2001, 14(3-4): 241-244.

9. 刘明庆,马坦坦,徐红.原发性食管恶性黑色素瘤一例.中华消化杂志,2016,36(4):277.

10. Sanchez AA, Wu TT, Prieto VG, et al.Comparison of primary and metastatic malignant melanoma of the esophagus: clinicopathologic review of 10 cases. Arch Pathol Lab Med, 2008, 132(10): 1623-1629.

11. Jiang W, Zou Z, Liu B.Primary malignant melanoma of the esophagus: A case report and review of the literature. Oncol Lett, 2015, 9(5): 2036-2040.

12. ALLEN AC, SPITZ S. Malignant melanoma; a clinicopathological analysis of the criteria for diagnosis and prognosis. Cancer, 1953, 6(1): 1-45.

13. Takahiro O, Tamotsu S, Yasuhiro S, et al. Primary malignant melanoma of the esophagus treated by endoscopic submucosal dissection. Gastroenterological Endoscopy, 2014, 56(7): 2156-2162.

14. Stringa O, Valdez R, Beguerie JR, et al.Primary amelanotic melanoma of the esophagus. Int J Dermatol, 2006, 45 (10): 1207-1210.

15. Zheng J, Mo H, Ma S, et al.Clinicopathological findings of primary esophageal malignant melanoma: report of six cases and review of literature.Int J Clin Exp Pathol, 2014, 7 (10): 7230-7235.

16. Li B, Lei W, Shao K, et al.Characteristics and prognosis of primary malignant melanoma of the esophagus.Melanoma Res, 2007, 17 (4): 239-242.

17. Nonoshita T, Shioyama Y, Nomoto S, et al.Effective palliative radiotherapy in primary malignant melanoma of the esophagus: a case report.Cases J, 2009, 2: 6928.

18. Ho KY, Cheng J, Wee A, et al.Primary malignant melanoma of the esophagus with multiple esophageal lesions. Nat Clin Pract Gastroenterol Hepatol, 2007, 4 (3): 171-174.

19. Hulshof MC, Van Haaren PM, Van Lanschot JJ, et al.Preoperative chemoradiation combined with regional hyperthermia for patients with resectable esophageal cancer.Int J Hyperthermia, 2009, 25 (1): 79-85.

（马善吴　术者：刘德若）

病例 10 贲门脂肪瘤

病历摘要

患者，女，70 岁，蒙古族，主诉："进行性吞咽困难 1 年"。

患者 1 年前出现吞咽困难，进行性加重，不伴胸痛。2013 年 12 月 16 日曾就诊于中日友好医院门诊行胃镜检查（图 32）：食管柔软通畅，黏膜欠光滑，下段血管纹理不清，色泽发白，齿状线处间断可见黏膜下隆起，大小约 2.5cm，表明欠光滑，取活检一块，齿状线上移 1.5cm，贲门黏膜光滑，略松。翻转胃底未见隆起改变，胃底黏液池少许清亮液体。胃体黏膜皱襞排列整齐，分泌物少许。胃角半圆，黏膜光滑完整。胃窦黏膜粗糙，可见多个小结节样及小片状增生，色泽红白相间，以白为主。幽门黏膜光滑，形状圆，开闭良好。十二指肠球部黏膜光滑完整，未见溃疡及变形。球后及乳头区未见明显异常。胃窦部取活检 1 块＋Hp。胃镜病理：胃窦黏膜轻度慢性炎；贲门黏膜中度慢性炎。2014 年 2 月 12 日于当地医院行胸部 CT：肺内多发陈旧性病变；肺气肿、肺大疱；贲门部黏膜下病变，考虑脂肪瘤可能大。2014 年 2 月 26 日行超声内镜（EUS）：进镜顺利。距门齿 40cm 贲门侧可见一直径 3.0cm 黏膜下肿物，表面糜烂发红；超声内镜下见病变为起源于肌层的均匀稍低回声肿物，测量最大径 3.0cm×2.5cm，边界尚清，内部少血流信号。诊断：贲门黏膜下肿物起源于肌层，平滑肌瘤？目前进食性状为流食，遂为进一步治疗于 2014 年 2 月 27 日入院。

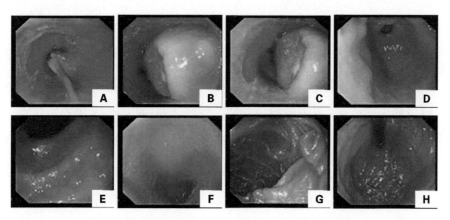

图32 胃镜所见齿状线处间断可见黏膜下隆起

【实验室检查】

化验结果：WBC：$5.41×10^9$/L，RBC：$4.88×10^{12}$/L，PLT：$189×10^9$/L，ALT：29IU/L，AST：47IU/L，ALB：44g/L，CR：53.6μmol/L，PT：13S，APTT：32.4S，INR：0.97，CEA：2.01ng/ml，CA199：21.01U/ml，CA-125：18.53U/ml，CA153：14.16U/ml，AFP：2.01ng/ml，CYFRA21-1：3.67ng/ml，NSE：13ng/ml。

2014年3月3日上消化道双重造影：食道扩张度好，黏膜完整，贲门开放正常。胃呈钩型，贲门附近胃小弯侧可见类圆形充盈缺损，大小4.1cm×3.0cm，表面黏膜皱襞完整，胃壁柔软。幽门通畅。

肺功能：阻塞性通气功能障碍。

【诊　断】

1. 贲门良性肿瘤；2. 萎缩性胃炎；3. 反流性食管炎。

【手术过程】

仰卧位，脐部横切口，建立气腹满意。双侧腋前线平脐水平打孔，置入腹腔镜探查：腹腔内无明显粘连及腹水，肝脏肿大明显，呈灰白色粗糙改变。向右侧牵拉肝脏，显露贲门及胃小弯部分。超声刀松解贲门周围疏松组织，并打开近端胃小弯之肝胃韧带。探查：贲

门下方胃小弯侧可触及胃肌层下肿物，直径约 4cm，质地柔软，边界
清。分离浆膜层及肌层，探查肿物为脂肪组织，包膜完整，位于黏
膜外。分离肿瘤与黏膜之粘连，肿瘤基底部与黏膜粘连严重，分离
时少许黏膜破损。以内镜缝切器切除受侵之黏膜组织。术中胃镜探查：
贲门无明显狭窄，黏膜无明显破损，浆肌层包埋缝切处，腹腔内止
血，留置引流管一根，关腹，术毕。术后病理（图 33）：肉眼所见：
体积 3.5cm×3.3cm×2.0cm，表面附包膜，光滑，切面灰黄，质中，
结节附少许黏膜组织，黏膜组织层无特殊。病理诊断：（贲门肿物）
脂肪瘤。

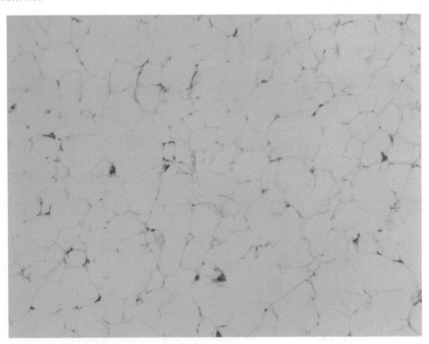

图 33　病理镜下：肿瘤组织为增生的脂肪组织（HE×10）

病例分析

　　食管良性肿瘤（尤其是脂肪瘤）较少见，通常无特异临床表现，
多在放射影像学、内镜检查时才被诊断，容易误诊、漏诊。脂肪瘤

笔记

多见于中、老年人，男女发病无明显差异，可发生于身体任何部位，但发生于消化道少见，食管良性肿瘤占所有食管肿瘤比例不足 0.5%，胃脂肪瘤是一种较为罕见的良性肿瘤，占所有胃部良性肿瘤的 3%，发病率低于肠道。消化道脂肪瘤来源于间胚组织，属非上皮性良性肿瘤，病理学认为肠道脂肪瘤是脂肪组织在消化道壁上球形成沉积导致的，并且通常于黏膜下形成。临床症状、体征及检查均不特异。当伴有出血、梗阻和体重下降时，难以与恶性肿瘤相鉴别。

　　总结临床经验并查阅相关文献，发现食管脂肪瘤位于胸上段食管者以吞咽不适、哽噎感为主，位于胸中段食管者以胸骨后刺痛为主，位于胸下段食管、贲门者多见上腹部隐痛。脂肪瘤好发于下段，且症状出现较晚。若肿瘤增大，都会出现间歇性或持续性吞咽困难。对出现上述症状的患者应及时行上消化道钡餐造影、纤维胃镜检查，甚至胸部 CT 增强扫描检查，有条件的医疗单位可行超声内镜检查。上消化道钡餐造影是诊断食管脂肪瘤的首选检查，简单而有效，不仅能够提示肿瘤的所在部位，而且能够确定其形态和大小。食管脂肪瘤在纤维胃镜下往往表现为凸入食管腔的肿物隆起，黏膜平整光滑，镜头触压肿物时可有滑动感，多为黏膜下肿瘤，一般未侵及黏膜。检查过程中高度怀疑为脂肪瘤时，除非肿瘤表面黏膜有溃疡或糜烂，否则就不应行镜下钳取组织活检。因为活检损伤正常食管黏膜，导致食管黏膜与瘤体粘连，影响日后手术剥离，增加术中食管黏膜撕裂可能，使术后食管瘘风险增加。超声内镜（EUS）能较清楚地显示食管壁的层次结构，准确地剖析病变在食管壁的层次部位或与食管壁的关系，并根据病变回声强弱、均匀与否、病变边缘情况、有无包膜及周围淋巴结情况等，较好地提示病变的性质，是目前诊断食管病灶的最好方法。胸部 CT、MRI 检查对食管良性肿瘤诊断准确性

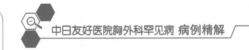
较低，有报道约为 42.9%，但对肿瘤与黏膜、肿瘤与周围纵隔器官鉴别都比较直观，对制定手术计划有较大帮助。根据病史、结合相关辅助检查结果，术前基本可做出食管良恶性肿瘤的诊断。

传统开胸手术创伤大，术后恢复时间相应较长，是典型的小疾病、大手术，而腔镜技术很好地弥补了开胸手术的不足，既可达到与开胸摘除术相似的手术效果，而且具有创伤小、疼痛轻、术后恢复快，对呼吸及循环系统影响较小、切口美观等临床优势，已被广泛应用于食管良性肿瘤的手术治疗中，并逐渐取代了常规开胸手术。在手术适应证的选择上，国内外大多数学者认为肿瘤为圆形或椭圆形、直径为 2～5cm、肿瘤位于食管固有肌层内为 VATS 最佳手术适应证，也是手术成功的前提和关键。对于直径小于 2cm 的脂肪瘤，可经内镜行高频电刀切除术切除。在手术的入路及切口的选择上，一般根据肿瘤的部位、大体形态及术者操作习惯来选择，通常中、上段食管良性肿瘤多选择右胸入路，下段食管及贲门良性肿瘤多选择左胸入路或者经腹腔镜处理；肿瘤形状不规则、瘤体过大或过小，均会给手术带来困难，必要时应选择 VATS 辅助小切口或选择常规开胸手术，以保证手术安全、彻底。

食管良性肿瘤相对独立且边界较清晰，在无炎症或无食管黏膜损伤时，食管黏膜与肿瘤的界限容易找到。手术过程中应避免盲目扩大手术切除范围，术中注意保护胸导管及两侧的迷走神经，避免导致重大并发症，乃至影响患者术后生活质量。食管良性肿瘤摘除术的要点之一是保护食管黏膜，防止黏膜破裂，若粘连严重，黏膜破裂后，应予以黏膜修补。术中应用胃镜协助检查食管黏膜有无破损，可提高手术安全性，虽然游离食管有助于肿瘤的剥离，但是食管游离过多，容易损伤食管血供，因此应尽量仅游离肿瘤所在侧食管壁。

对于术中摘除的肿瘤应常规行快速冰冻切片病理检查，如果病理结果为恶性病变，则可及时扩大手术，行食管部分切除＋食管胃吻合术。但无论如何，一切要以保证患者的安全为前提，VATS 或辅助小切口手术，切口长度要以术者的熟练程度为基础，并结合患者自身的情况。时刻牢记在保证手术安全的前提下，尽可能减少手术的创伤。

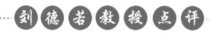

　　贲门脂肪瘤作为一种少见的疾病，就疾病本身来讲，并不是复杂的疾病，但随着体积增大，其引起的症状可与恶性肿瘤相似。胸部 CT、消化道造影、内镜及超声内镜为其诊断提供了依据，但最终仍然要依靠病理诊断。随着消化内科内镜技术的不断进步，已有相当数量体积较小的患者接受在内镜下切除，但对于体积较大的患者，内镜下切除则难以完成，我们对于脂肪瘤的经验是采用腔镜下黏膜外剥除，尽量保护黏膜完整性，术中胃镜探查，并且要求术中快速病理证实病理类型，根据病理决定最后的手术方式。

参考文献

1. Sato S, Maekawa T, Sato K, et al. Pedunculated giant fibrolipoma of the esophagus: a case report. Esophagus, 2005, 2（4）: 199-203.

2. Kau RL, Patel AB, Hinni ML. Giant fibrolipoma of the esophagus. Case Rep Otolaryngol, 2012, 2012: 406167.

3. Ferrozzi F, Tognini G, Bova D, et al. Lipomatous tumors of the stomach: CT findings and differential diagnosis. J Comput Assist Tomogr, 2000, 24（6）: 854-858.

4. Thompson WM, Kende AI, Levy AD. Imaging characteristics of gastric lipomas in 16 adult and pediatric patients. AJR Am J Roentgenol, 2003, 181（4）: 981-985.

5. Sadio A，Peixoto P，Castanheira A，et al.Gastric lipoma—an unusual cause of upper gastrointestinal bleeding.Rev Esp Enferm Dig，2010，102（6）：398-400.

6. 赵辉，张国良，刘军，等.内窥镜定位经颈切口切除胸上段食管良性肿瘤一例.中华外科杂志，2002，40（2）：135.

7. 韩渭丽，汤萨，姬玲粉，等.1058例食管良性肿瘤临床病理特征.中国肿瘤临床，2016，43（10）：424-428.

8. Shami VM. Are miniature ultrasonic probes of clinical value for diagnosis and treatment of digestive tract diseases? Nat Clin Pract Gastroenterol Hepatol，2004，1（2）：74-75.

9. Sadio A，Peixoto P，Castanheira A，et al. Gastric lipoma—an unusual cause of upper gastrointestinal bleeding. Rev Esp Enferm Dig，2010，102（6）：398-400.

10. 曲家骐，高昕，滕洪，等.电视胸腔镜手术治疗食管良性疾病76例.中国胸心血管外科临床杂志，2006，13（5）：352-354.

11. 傅林海，陈天翔，胡坚.内镜黏膜下隧道切除术治疗上消化道肿瘤疗效分析.中华胸部外科电子杂志，2015，2（4）：259-265.

12. 刘莹，卢雪峰，王亚楠，等.内镜经黏膜下隧道肿瘤切除术治疗上消化道黏膜下肿瘤的探讨.中华消化杂志，2014，34（5）：334-336.

13. Weigel TL，Schwartz DC，Gould JC，et al. Transgastric laparoscopic resection of a giant esophageal lipoma. Surg Laparosc Endosc Percutan Tech，2005，15（3）：160-162.

14. Cheng BC，Chang S，Mao ZF，et al. Surgical treatment of giant esophageal leiomyoma. World J Gastroenterol，2005，11（27）：4258-4260.

15. Pross M，Manger T，Wolff S，et al. Thoracoscopic enucleation of benign tumors of the esophagus under simultaneous flexible esophagsoscopy. Surg Endosc，2000，14（12）：1146-1148.

（邵为朋　术者：石　彬）

纵隔疾病

病例 11 Castleman 病

病历摘要

患者，女，46 岁。因室上性心动过速就诊于外院，经过射频消融治疗后好转。住院检查过程中发现癌胚抗原增高，并进一步行胸部 CT 检查发现上纵隔肿物。不伴发热、寒战，无咳嗽、咳痰，无胸痛、胸闷，无呼吸困难，无声音嘶哑，近期无明显消瘦。既往高血压病史 3 年余，血压最高达 220/100mmHg，平日自服倍他乐克、硝苯地平控释片、氯沙坦等药物治疗，血压控制满意；子宫肌瘤病史半年余；室上性心动过速病史 3 个月，经射频消融治疗后好转；慢性胃炎病史。

【入院查体】

体温 36.6℃，脉搏 90 次 / 分，呼吸 20 次 / 分，血压 130/96mmHg。心肺腹查体未见异常，双侧颈部及锁骨上未触及肿大淋巴结。

【辅助检查】

血常规、尿便常规、肝肾功能、凝血功能均正常。

肿瘤标志物：癌胚抗原 9.54ng/ml。

心电图：窦性心律，80 次 / 分。肺功能：FEV_1：2.43L，占预计值 84.1%。

胸部增强CT（图34）：左前上纵隔软组织团块直径5cm，边缘光滑，密度均匀，有强化，纵隔内多发肿大淋巴结呈中度强化。

气管镜检查未见异常。

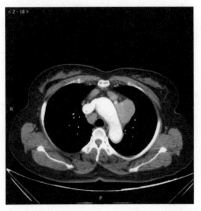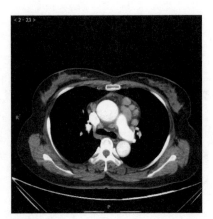

图 34　术前胸部增强 CT

【诊　断】

纵隔肿瘤，胸腺瘤？

【诊疗过程】

由于多数纵隔肿瘤患者在明确诊断前无任何临床表现，仅在胸部影像学检查时被检出，且随着肿瘤的增大对邻近器官的压迫和肿瘤外侵而引起的症状如胸闷、胸痛、心悸、咳嗽或呼吸困难等极为相似，如果未对病变进行穿刺活检组织学检查，其性质很难确定。

本例患者表现为前上纵隔肿瘤，边缘光滑，密度均匀，有强化，最常见为胸腺瘤，鉴别诊断需考虑以下疾病：①畸胎瘤：主要位于前中纵隔、心脏与主动脉弓交界处。少数肿瘤上缘越过主动脉弓顶部，亦可位置较低，于前纵隔下部。多见于青壮年，大多数患者无任何症状，主要症状可有胸痛、咳嗽和呼吸困难，偶尔肿瘤破裂穿入气管或支气管树，囊内容物可以咳出，常为豆渣样皮脂甚至毛发及牙齿，具有特殊诊断意义。但该患者肿瘤内部密度较均匀，无钙化，与典型畸胎瘤不同。②淋巴瘤：表现为多发淋巴结肿大，以血管前间隙和气管旁最常见，易融合，常侵犯两侧纵隔或肺门淋巴结，呈对称性，可液化坏死，有坏死者呈环状或间隔状强化。淋巴瘤可有持续或周期发热、全身瘙痒、脾大、消瘦等表现，与该患者不符。③结节病：可显示对称性的肺门淋巴结增大及气管旁淋巴结增大，淋巴结密度均匀，有融合和浸润性改变，与该患者不符。④淋巴结结核：患者有低热、乏力、消瘦等全身症状，其结核形成的肿块边界不清晰，中心可有干酪样坏死，呈环状强化，与该患者不符。

　　于 2012 年 11 月 12 日全麻下行左侧开胸纵隔肿瘤切除术，胸腔镜探查胸腔内无明显粘连及胸水。左前上纵隔主动脉弓前上方可见结节样肿物，质硬，纵隔胸膜明显增厚。切除部分肿瘤送检，病理回报：胸腺瘤，B1 型可能性大。瘤体下极界限不清，胸膜异常增厚质硬，肿瘤基底部时发现肿瘤血供丰富，腔镜处理困难，延长切口，于瘤体下极打开心包，注意保护膈神经、迷走神经，逐支结扎肿瘤滋养血管，完整切除肿瘤。病理结果为 Castleman 病（图 35）。由于该病较少见，平时对其缺乏认识，即使快速冰冻病理切片也未确诊本病例，最终仍依赖组织病理及免疫组织化学分析确诊。

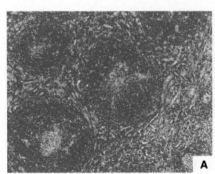 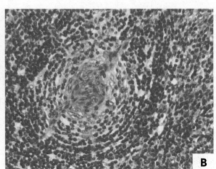

A.（×4）淋巴滤泡增生，滤泡帽带区增生，围绕生发中心呈同心圆状排列，生发中心内淋巴细胞减少，滤泡树突状细胞和小血管增生

B.（×20）增生的小血管垂直插入淋巴滤泡形成"靶心状"或洋葱皮样外观

图 35　透明血管型 Castleman 病的组织病理学改变

📋 病例分析

　　Castleman 病（Castleman disease，CD）是一种少见的病因不明的介于良恶性之间的交界性慢性淋巴结增生性疾病，发病率为 21/100 万。其特点为巨大淋巴结增生。曾先后有多种名称，如 Castleman 淋巴结增生症（lymph node hyperplasia of Castleman）、良性淋巴瘤（benign lymphoma）、巨大淋巴结增生症（giant lymph-node hyperplasia）、血管滤泡性淋巴结增生（angiofollicular lymphnode hyperplasia，AFH）等。目前，普遍认为以 CD 或 AFH 命名较为合适。1956 年 Castleman 等首先报道了此病的病理、临床特征并命名之。此病发病机制复杂，临床及影像学表现多样，术前诊断困难，漏诊和误诊率较高，需依靠病理才能最终确诊。

　　1. 发病特点

　　Castleman 病可发生于任何有淋巴组织存在的部位。该病最常发生于胸内，其中纵隔受累最为多见（60%～70%），颈部（10%～14%），腋窝、腹部、皮下肌肉等也偶有累及。CD 可发生于任何年龄，多见于青壮年，男性发病率略高。CD 发病形式多样，患者多以肿块压迫症状而就诊。肿块大小依存在时间、生长快慢不同而有所差异。一般多无明显临床症状，部分患者可出现全身症状，如发热、贫血、肝脾肿大等。CD 根据临床表现可分为单中心型（或称为局灶型、孤立型）（localized Castleman's disease，LCD）和多中心型（multicentric Castleman's disease，MCD）。LCD 好发于青年（20～50 岁），没有或较少全身症状，表现为淋巴结肿大及由其引起的压迫症状，最常侵犯纵隔淋巴结，其次是颈部，后腹膜、腋窝及盆腔等部位的淋巴结也可被侵犯。MCD 多发于 50 岁以上人群，80% 以上伴有非特异性全身症状，如体重减轻、发热、乏力、肝脾肿大、贫血、血清铁及总铁结合力下降、血沉增快、高球蛋白及低白蛋白血症、骨髓中浆细胞增多、肝肾功能异常、周围神经病变等，可伴有多系统受累症状，如肾病综合征、甲状腺功能低下、干燥综合征和血小板减少等，易误诊。MCD 临床病程常呈侵袭性，易伴发感染，部分可并发卡波西肉瘤或 B 细胞淋巴瘤等。

2. 病因及发病机制

CD 的病因及发病机制尚不清楚。有观点认为是慢性抗原刺激的结果，其他观点侧重于淋巴结发育生长紊乱。可能的机制包括：病毒感染，如人类疱疹病毒 8 型（HHV-8）、人类免疫缺陷病毒（HIV）、EB 病毒（EBV）等；细胞因子异常，如白细胞介素 6（IL-6）异常等；滤泡树突细胞调节异常或发育异常。目前认为高水平 IL-6 是 Castleman 病的主要致病机制，IL-6 在多种自身免疫性疾病及免疫缺陷性疾病中均有重要作用，提示 Castleman 病可能也是一种自身免疫性疾病，确切机制还有待进一步研究。MCD 在免疫抑制患者中更为常见，经证实 50% 患者有 HHV-8 感染。HHV-8 感染者，复制中的

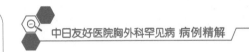
HHV-8 可编码病毒源 IL-6，后者具有刺激 B 细胞增长和抗凋亡作用。

3. 病理改变及分型

CD 主要累及淋巴组织，偶可波及结外组织。淋巴结包块长径一般为 2～10cm，最大者可达 21cm。多数包膜完整，少数可侵犯包膜外，另外淋巴结外病灶可无包膜。局灶型 CD 一般为单发，MCD 则呈多灶性侵犯甚至为全身淋巴结病。切面均匀、质中。CD 在镜下根据组织病理学特征分为透明血管型（hyaline vascular type CD，HV-CD）、浆细胞型（plasma cell type CD，PC-CD）和混合型（mixed type CD，MT-CD）。HV-CD 约占 48%，主要表现为淋巴滤泡增生，滤泡帽带区增生，围绕生发中心呈同心圆状排列，生发中心内淋巴细胞减少，滤泡树突状细胞和小血管增生，PAS 阳性的玻璃样物质沉积，增生的小血管垂直插入淋巴滤泡形成"靶心状"或洋葱皮样外观。PC-CD 约占 48%，则表现为生发中心明显，滤泡间质中以大量成熟浆细胞浸润，可见 Russell 小体，血管增生不明显。有学者称 PC-CD 为透明血管型的活动期，可有单克隆性免疫球蛋白重排和轻链限制性。混合型约占 4%，同时具有上述两型的特点，且常见于淋巴结以外的部位。

一般认为，绝大多数（约占 90%）孤立型 CD 为 HV-CD，透明血管型较常见，多数无全身症状。多中心型 CD 几乎均为 PC-CD，表现为多发性病灶，部分伴有全身性表现，临床中远期预后不良。少数 PC-CD 患者可并发卡波西肉瘤。

4. 诊断与鉴别诊断

由于 CD 较少见，平时对其缺乏认识，术前诊断十分困难，单凭活检或冰冻病理切片，有时也难确诊，需要进一步行免疫组织化学综合分析确诊。对于淋巴组织增生性疾病，尤其在鉴别诊断及肿瘤定性、分型方面，免疫组织化学尤为重要。鉴别诊断除前文所述畸胎瘤、淋巴瘤、结节病、淋巴结结核外，还需与以下疾病相鉴别：①胸腺瘤：一般位于前上纵隔，多见于成年人，多无症状，部分患者有胸闷、胸痛、气短、咳嗽等症状。胸腺瘤常边界清晰，呈较均匀明显强化，内部出现低密度时代表有出血、坏死或囊变；部分患者有重症肌无力表现。②胸骨后甲状腺肿：该疾病除少数先天性迷走甲状腺外，一般是指后天性胸骨后甲状腺肿，是颈部甲状腺肿向下延伸至前上纵隔所致。中年女性常见，除个别伴甲状腺功能亢进症状外，多数无症状。若胸内甲状腺明显肿大，可出现胸骨后不适、呼吸困难。若一侧明显肿大，可压迫气管向对侧移位。颈部可扪及肿大甲状腺随吞咽而活动，下极进入胸腔而不能被扪及。CT可见颈部甲状腺与胸内肿块阴影相连为一体，核素碘-131扫描可明确诊断。③转移性淋巴结肿大。大多有其他部位的原发灶，其中央常有坏死而呈低密度。

5. 治疗及预后

手术切除肿块是治疗CD的主要方法。局灶型CD预后良好，完整切除肿块后可以长期存活，5年生存率可达100%，罕见复发，即使是未完全切除的病例，也少见复发。由于该病本身特点，血运丰富，触之易出血，胸腔镜下操作困难，因此大部分手术行常规切口，少数行胸腔镜手术。多中心型CD患者预后较差，易发生恶变和转化成淋巴瘤等，最后多死于感染。多中心型CD如病变仅侵及少数几个部位者，也可手术切除，术后加用化疗或放疗。病变广泛的多中心型CD只能选择化疗，或主要病变部位再加局部放疗，大多数仅能部分缓解。化疗通常选用治疗恶性淋巴瘤的联合化疗方案，自体造血干细胞移植也是一种治疗选择。

笔记

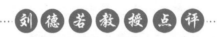

刘德若教授点评

本例患者前上纵隔肿物，术前临床诊断胸腺瘤，但与常见胸腺瘤不同之处是纵隔内第 3A、第 4R 组淋巴结增大，术中冰冻未能明确诊断，最终通过组织病理及免疫组化分析确诊，结合我们的经验和文献报道，术前确诊较为困难。手术探查发现肿块活动度差，质地坚硬。血供丰富是该类疾病的特点，术中容易出血，曾有国外报道手术前进行血管造影，明确病变的主要供应血管进行栓塞，为手术安全进行提供条件，因此，根据我们经验建议胸腔镜下处理困难及时中转开胸手术，保证手术安全进行。彻底切除肿瘤后，该病长期预后良好，本例患者术后 5 年半全面复查，胸腹 CT 未见疾病复发（图 36）。

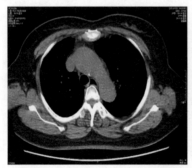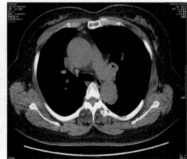

图 36　术后 5 年半复查胸部 CT

参考文献

1. Luo JM, Li S, Huang H, et al. Clinical spectrum of intrathoracic Castleman disease: a retrospective analysis of 48 cases in a single Chinese hospital.BMC Pulm Med, 2015, 15: 34.

2. Dispenzieri A, Armitage JO, Loe MJ, et al. The clinical spectrum of Castleman's disease. Am J Hematol, 2012, 87（11）: 997-1002.

3. Ryu WC，Park MH，Kim H，et al. Rare Location of Castleman's Disease in the Temporal Region：A Case Report Involving a Young Korean Woman and Review of the Literature.Arch Craniofac Surg，2017，18（2）：122-127.

4. Zhang X，Rao H，Xu X，et al. Clinical characteristics and outcomes of Castleman disease：A multicenter study of 185 Chinese patients.Cancer Sci，2018，109（1）：199-206.

5. Siegel MO，Ghafouri S，Ajmera R，et al. Immune reconstitution inflammatory syndrome，human herpesvirus 8 viremia，and HIV-associated multicentric Castleman disease. Int J Infect Dis，2016，48：49-51.

6. Haro A，Kuramitsu E，Fukuyama Y. Complete resection of unicentric Castleman disease in the superior mediastinum：A case report.Int J Surg Case Rep，2016，25：44-47.

7. Melikyan AL，Egorova EK，Julhakyan HL，et al. Human Herpesvirus Type 8-positive Multicentric Castleman Disease. Clin Lymphoma Myeloma Leuk，2016，16 Suppl：S159-S165.

（强光亮 术者：刘德若）

病例 12 纵隔恶性畸胎瘤为主的混合型生殖细胞肿瘤

病历摘要

患者，男，29 岁，因夜间胸背部刺痛伴喘憋 3 个月入院。患者 3 个月前逐渐出现呼吸困难、胸闷气短，轻微活动即可症状加重，同时伴有进行性吞咽困难、恶心呕吐、反酸胃灼热，进而出现饮水呛咳、声音嘶哑。既往史无特殊，吸烟史 8 年，10 支 / 天，戒烟 4 个月。

【入院查体】

查体：胸廓变形，左侧较右侧膨隆饱满，胸骨无明显压痛、叩痛，乳房正常对称。肺脏：呼吸运动左侧消失，右侧正常，左侧肋间隙增宽，语颤右侧增强，左侧未及。叩诊右肺清音，左肺实音，呼吸浅快且不规整，右肺呼吸音清晰，左侧呼吸音消失，未闻及干、湿啰音，无胸膜摩擦音。

【实验室检查及辅助检查】

1. 实验室检查：甲胎蛋白 23.78ng/ml，人绒毛膜促性腺激素 13.96mIU/ml。

2. 辅助检查：FEV_1 1.54，占预计值的 37.9%。CT（图 37）：左前纵隔及左侧胸腔巨大肿块，伴左肺大部分压迫性肺不张，考虑混合性生殖细胞瘤或恶性血管外皮瘤可能。

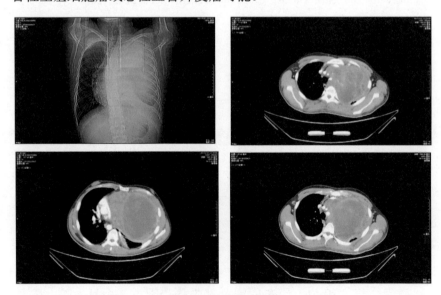

图 37　术前 CT 表现

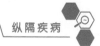

【治疗过程】

患者于外院行 CT 引导下穿刺活检，病理提示不成熟畸胎瘤，不除外混合性生殖细胞肿瘤可能，曾行射频消融术，效果不佳。因患者肿瘤较大，肺功能差，考虑恶性生殖细胞肿瘤，遂于术前行 2 次化疗，化疗方案为：依托泊苷 100mg D1 ～ 5+ 顺铂 150mg D1+ 博莱霉素 15mg D3、D4、D11、D13，而后行手术治疗。手术过程：患者取右侧卧位后仰 45°，行正中劈开胸骨，撑开胸骨后发现切口下均为瘤体，包膜完整，向右侵过胸骨右缘，左侧与胸壁关系密切。于第三肋间处切断胸骨左半部分，沿第三肋间向后延长切口，横断第四肋骨、第五肋骨。瘤体充满整个左侧胸腔，将肿瘤分块切除，可见大量坏死性空洞，充满灰黑色液体，黏稠无味。将瘤体下部逐块切除后可见左上叶明显受侵，且被肿瘤压迫成薄片状，膨肺后无法复张，下叶亦有局部受侵，需切除部分背段。先将上肺静脉切断，处理肺动脉上叶各支，切断上叶支气管，最后沿下叶受侵边缘切断。先后分五个部分将肿瘤逐块切除，剩余部分处于左侧胸腔内上部分，与左侧无名静脉及主动脉三个分支均关系密切，为肿瘤的起始部位。游离左侧无名静脉近心端，缝切器切断，暴露主动脉弓上方的三个分支。且沿肿瘤边缘分离，发现左侧无名静脉远端可从瘤体中分出，嘱麻醉医生观察，患者未出现眼睑水肿，证实因长期肿瘤压迫，已形成良好侧支循环，决定不再吻合左侧无名静脉。但膈神经已被肿瘤完全包绕，无法保留。至此，最后将第六块肿瘤组织切除，瘤体完全切除。考虑到原发部位术后需放疗，该部位留置银夹。胸腔内留置引流管一根，安全返回 ICU。

病理结果：混合型生殖细胞肿瘤，大部分为成熟性畸胎瘤伴有广泛大片坏死，仅局灶见少许异型滋养叶细胞成分，结合临床化疗病史，符合生长性畸胎瘤综合征，肿瘤侵犯左肺上叶、下叶胸膜，支气管断端净，第11组淋巴结反应性增生，免疫组化结果显示：AFP（－），CD117（－）。生长性畸胎瘤综合征是未成熟畸胎瘤或混合性恶性生殖细胞肿瘤化疗中或化疗后的特殊并发症，表现为转移性逐渐增大的肿瘤结节或包块，但组织学仅含有成熟畸胎瘤成分的现象（图38）。

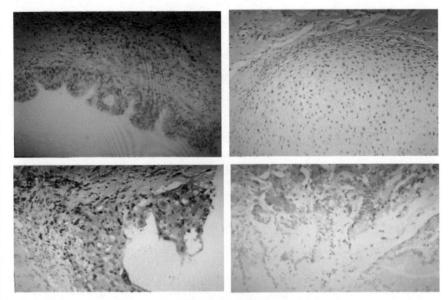

图38　病理表现

术后患者继续行2次化学治疗，方案依托泊苷100mgD1～5+顺铂150mg D1+博莱霉素15mg D3、D4、D11、D13，出院后定期复查未见明显复发（图39、图40）。

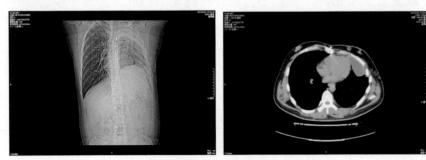

图39　术后半年复查CT未见明显复发

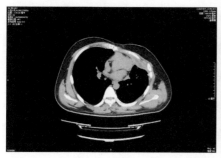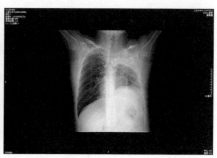

图 40　术后 2 年后复查未见明显复发倾向

病例分析

　　混合性生殖细胞肿瘤（mixed germ cell tumor，MGCT）是由两种或两种以上类型的生殖细胞肿瘤成分组成的肿瘤。本例患者仅局灶见少许异型滋养叶细胞成分，其余为畸胎瘤成分，并无精原细胞瘤、胚胎癌、卵黄囊瘤、绒毛膜癌等混合，诊断和治疗亦按恶性畸胎瘤的诊疗方案，因此本部分亦主要针对纵隔恶性畸胎瘤进行相关讨论。

　　畸胎瘤是一种生殖细胞肿瘤，主要由 2 种或 3 种胚层（内胚层、中胚层、外胚层）分化的组织构成，是常见的纵隔肿瘤之一，其发生率约占原发性纵隔肿瘤的 21.5%，多发于 30 岁以下的青壮年，良性畸胎瘤多见。临床常将畸胎瘤分为成熟畸胎瘤、中间型畸胎瘤和未成熟畸胎瘤 3 种。纵隔成熟畸胎瘤，由已分化成熟的组织构成，以外胚层成分为主，临床较多见，肿瘤多呈囊状，包膜完整，可单房或多房，囊壁上常有单发或多发的生发结节，腔内可含毛发、牙齿、脂肪、软骨等组织，是恶变的好发部位，9%～15% 可发生恶性病变，其中以鳞癌最常见，腺癌少见。中间型畸胎瘤，即成熟程度介于良、恶性之间畸胎瘤，肿瘤呈实性团块状，切面有大小不等的囊腔，内有出血和坏死，镜下可见所有胚层组织的成分，以内胚层成分居多。

未成熟畸胎瘤即恶性畸胎瘤，在畸胎瘤中占 4%～20%，除含来自各个胚层的成熟组织外，还有不成熟的胎儿型组织，多为神经胶质或神经管样结构，其不成熟成分使之具有复发和转移的潜能，但在婴幼儿时期发病者一般切除后无复发或能自行转化成为成熟畸胎瘤。不成熟畸胎瘤生长迅速，常浸润邻近组织而引起严重症状，经血和淋巴转移，通常以腺癌多见。

该病的肿瘤组织在出生时就已经存在，但一般都到儿童期或成年后，肿瘤随着生长，由于早期瘤体较小，对气管、支气管、食管和大血管无明显的压迫，20%～25%的患者一般无自觉症状或症状不多，常在体检时发现。随着肿瘤的逐渐向外膨胀性增长，才出现胸闷、胸痛、气急、咳嗽、吞咽困难和上腔静脉压迫综合征等症状。一旦出现明显的临床症状往往肿瘤体积已经很大，再加上该肿瘤有易于向外侵蚀、穿破的特点和感染，可产生一系列复杂的临床症状和体征，不仅造成诊断上的困难，同时亦给麻醉和手术带来较大的风险。肿瘤外穿最易受累的器官是肺、胸腔和心包，临床上亦有穿入前心胸壁和颈部的报道。纵隔畸胎瘤侵及肺脏可引起肺炎、肺不张，主要表现为发热、咳嗽、咳痰、咯血，当与支气管相通时可咳出具有特征性的皮脂样物和毛发，其发生率仅有 2.4%～7.1%。肿瘤破入胸腔可引起胸腔大量积液、积血或积脓等症状和体征；穿至心包早期可表现为胸骨后刺痛和心包积液，肿瘤囊内容物大量进入心包可引起急性心包填塞，术中应防止敞开的心包发生心包嵌顿等并发症。成熟畸胎瘤因所含胰腺、涎腺等组织，其分泌的消化酶及皮脂样物导致化学性刺激，常与周围组织发生粘连，引起非感染性炎症反应，并可发生自发性破裂，因此，单靠临床表现很难区分畸胎瘤的良、恶性。

恶性畸胎瘤大多数属于实质性畸胎瘤，CT多表现为混杂密度软组织肿块影；边缘不规整，大多数呈分页状；肿块内密度不均匀可见软组织、液体、钙化等组织成分，罕见脂肪、骨骼或牙齿等组织成分；病变脑与周围组织间脂肪间隙消失，明显推移挤压周围组织，对周围大血管成全包绕或是大半包绕状态，增强CT示软组织成分可呈现轻度到中度的强化，多数学者认为肿块内出现脂肪液体平面对诊断良性畸胎瘤具有特异性。病理诊断是金标准，经皮瘤体穿刺对实质性肿瘤良、恶性的判断很有价值。

手术切除是治疗畸胎瘤唯一有效的治疗手段。一经诊断应尽快手术切除，恶性畸胎瘤手术完整切除率低，对术野暴露困难者可分块切除肿瘤并取出，术后多见复发转移，即使完全切除后也易复发和转移，预后较差。据现有文献报道，恶性纵隔畸胎瘤完整切除后综合治疗的3年生存率可达50%，5年生存率35%，术后故需配合放疗和化疗，对此有学者认为术后放疗可提高患者生存率，亦有学者认为放疗和化疗对恶性畸胎瘤效果不佳，因此对于纵隔恶性畸胎瘤是否应用放化疗还有待于进一步验证。

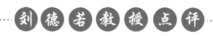
刘 德 若 教 授 点 评

　　恶性畸胎瘤大多瘤体巨大且与周围组织分界不清，或与邻近脏器广泛粘连，手术完整切除率低，需逐层分离肿瘤，并全面了解周围血管、神经及重要脏器的相对位置，及时止血，避免损伤膈神经和喉返神经，即使完全切除后也易复发和转移，预后较差，因此，术后需配合放疗和化疗等肿瘤综合治疗手段。

参考文献

1. Gatcombe HG，Assikis V，Kooby D，et al.Primary retroperitoneal teratomas：a review of the literature. J Surg Oncol，2004，86（2）:107-113.

2. Peterson CM，Buckley C，Holley S，et al. Teratomas：a multimodality review. Curr Probl Diagn Radiol，2012，41（6）：210-219.

3. Takeda S，Miyoshi S，Ohta M，et al. Primary germ cell tumors in the mediastinum：a 50-year experience at a single Japanese institution.Cancer，2003，97（2）：367-376.

4. Anushree CN，Shanti V. Mature Mediastinal Teratoma.J Clin Diagn Res，2015，9（6）：ED05-ED06.

5. Aktepe Keskin E，Arikan Onaran Y，Derbent A，et al. Prenatal diagnosis and follow-up of giant sacrococcygeal teratoma.Taiwan J Obstet Gynecol，2011，50（2）：242-244.

6. 陈昶，丁嘉安，姜格宁. 纵隔畸胎瘤临床表现与外科治疗策略（附64例分析）. 肿瘤，2000，20（4）：271-272.

7. Chen RF，Chang TH，Chang CC，et al. Mediastinal teratoma with pulmonary involvement presenting as massive hemoptysis in 2 patients. Respir Care, 2010, 55(8): 1094-1096.

8. Yendamuri S. Resection of a Giant Mediastinal Teratoma. Ann Thorac Surg，2016，102（5）：e401-e402.

9. CH EN Ling，LIANG Wen，QUAN Xianyue，et al. The imaging diagnosis of immature teratoma. Pract Radiol 2014，5（30）：733-735.

10. 罗清泉. 纵隔恶性畸胎瘤的外科治疗. 中国肿瘤外科杂志，2017，9（2）：72-73.

11. 唐国华. 纵隔恶性畸胎瘤合并 Burkitt 瘤 1 例.疑难病杂志，2013，12（7）：557-558.

（张 军 术者：刘德若）

病例 13 纵隔巨大神经源性肿瘤侵犯椎管

病历摘要

患者，女，49 岁，因"咯血 1 个月，发现纵隔占位 2 个月"入院。

患者 2017 年 1 月无明显诱因出现左侧颈背部持续性胀痛，无放射痛。咯鲜血 1 次，量少，无发热、咳嗽、咳痰。当地医院行胸部 CT（图 41）考虑左上纵隔恶性神经源性肿瘤伴相邻骨质破坏。气管镜左肺上叶活检：梭形细胞肿瘤伴变性，结合免疫组化，符合神经源性肿瘤，可能为神经纤维瘤或神经鞘瘤。进一步就诊于北京协和医院，查纵隔增强 MRI（图 42）：左侧胸腔及后纵隔巨大占位，考虑神经系统来源，神经鞘瘤不除外，不均匀强化，$T_2 \sim T_3$ 水平左侧椎间孔受累扩大，胸髓受推压向右侧移位，食管、气管移位，纵隔多发小淋巴结。为进一步治疗于 2017 年 2 月收入中日友好医院。

既往：高血压，未规律服药，未监测。

【入院查体】

生命体征平稳，双肺呼吸音清，左上肺呼吸音稍低，未及干湿啰音，未及胸膜摩擦音，颈椎叩痛可疑（＋）。双上肢无感觉异常，肌力、肌张力正常，病理征未引出。

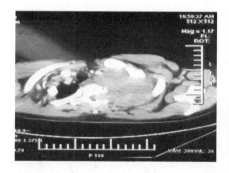
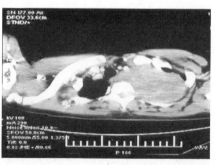

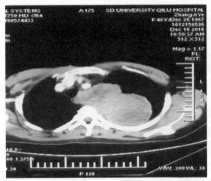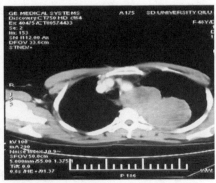

图 41　胸部 CT 平扫后纵隔巨大软组织占位性病变，密度不均，侵犯椎管，约 $T_2 \sim T_3$ 水平左侧椎间孔受累扩大，胸髓受推压向右侧移位，食管、气管移位，纵隔多发小淋巴结

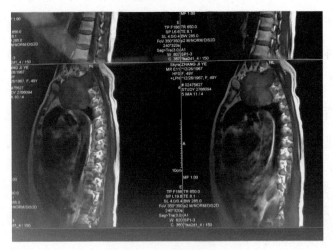

图 42　纵隔增强 MRI

【诊疗经过】

患者入院后完善血常规：WBC 8.15×10^9/L，NEUT％ 59.7%，HGB 140g/L，PLT 278×10^9/L；肿瘤标志物：胃泌素释放肽前体 39.46pg/ml，鳞状细胞癌抗原 0.7μg/L，甲胎蛋白 5.44ng/ml，癌胚抗原 1.78ng/ml，CA-125 6.98U/ml，CA-199 5.79U/ml，CA-153 14.77U/ml。上腔静脉造影：左侧无名静脉外压性表现，无明显腔静脉侵犯。考虑患者纵隔内巨大占位，结合影像学及穿刺病理结果考虑神经源性肿瘤可能性大，有手术指征，术前检查未见明确手术禁忌，

于 2017 年 3 月 7 日在全麻下由胸外科与神经外科联合行手术治疗。

术中先由神经外科行椎管内探查＋肿瘤切除术。患者麻醉后取俯卧位，T_2～T_3 后正中切口，切开皮肤及皮下各层，以牵开器牵开，显露并咬除 T_2～T_3 棘突及椎板，槽宽约 1.5cm，硬膜外止血。探查见肿瘤位于 T_2～T_3 水平椎管内硬膜外，穿过椎间孔，T_2 椎体部分骨质破坏，肿瘤呈实性，边界清楚，血供一般，显微镜下切除椎管内及交通的肿瘤组织约 2cm×2cm×2cm。彻底止血、冲洗后连续缝合硬脊膜，以人工硬膜（6cm×7cm）覆盖硬膜，分层缝合肌肉及皮肤。出血 100ml。

后由胸外科行纵隔肿瘤切除术。取左前外侧切口，第三肋间进胸，探查肿物位于胸腔上部，直径约 15cm，呈分叶状，与胸壁关系密切。因肿瘤较大（图 43）无法整块切除，故将肿瘤分解，分次将肿瘤彻底切除，其中在处理胸膜顶与椎间孔处时需格外小心。将肿瘤切除后，缝合左上叶破损处，创面仔细止血，冲洗胸腔，创面覆以止血材料，留置引流管一根。出血 450ml。术中冰冻病理切片：梭形细胞肿瘤，考虑神经源性。

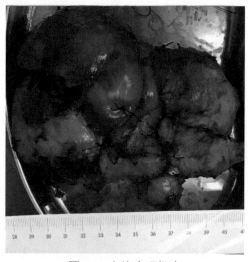

图 43　大体病理标本

患者术后恢复可，2017 年 3 月 7 日行胸部 CT：左胸术后改变，左上肺包裹性积液积气，双肺纹理增多，左侧胸膜变薄。2017 年 3 月 17 日行超声引导下经皮胸腔穿刺抽液术，抽出血性液体 20ml，置管接袋引流并拔除原胸腔引流管。2017 年 3 月 20 日拔除穿刺引流管。2017 年 3 月 21 日顺利出院。

术后病理（图 44）：（纵隔肿物及椎管内肿瘤）梭形细胞肿瘤，结合免疫组化考虑为神经鞘瘤。免疫组化：（纵隔肿物）Bcl-2（±），CD34（－），Ki-67（＜1%+），S-100 多克隆（＋），S-100 单克隆（＋），Vimentin(+)，EMA（－）；（椎管内肿瘤）Bcl-2（－），CD34（－），Ki-67（MIB-1）（＜1%+），S-100 多克隆（＋），S-100 单克隆（＋），Vimentin（＋），GFAP（±），EMA（－），NF（－）。

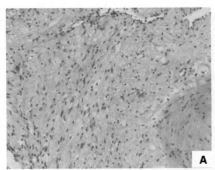
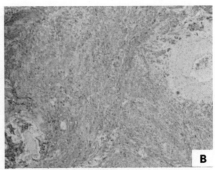

A.HE×20，肿瘤由梭形细胞构成，波纹状核

B.S-100 免疫组化染色，×10，肿瘤细胞弥漫性强阳性表达。图片右侧边缘可见玻璃样变厚壁血管

图 44 术后病理

疾病介绍

神经源性肿瘤是纵隔常见的肿瘤之一，好发于后纵隔。在成年人中，约 90% 的纵隔神经源性肿瘤是良性的，而儿童患者的恶性率可达 27% ～ 76%。按照组织来源，纵隔神经源性肿瘤可分为以下三类：

笔记

①神经鞘细胞来源，包括神经纤维瘤、神经鞘瘤、神经纤维肉瘤、恶性神经鞘瘤；②自主神经节系统来源，包括神经节细胞瘤、神经母细胞瘤、神经节母细胞瘤等；③副神经节系统来源：包括嗜铬细胞瘤瘤、肾上腺外副神经节细胞瘤。在成年人中，发病率最高的是神经鞘细胞来源肿瘤，其次为自主神经节来源肿瘤，副神经节来源的少见。在儿童患者中，自主神经节肿瘤更多见。

纵隔神经源性肿瘤的症状与肿瘤的位置、大小、是否侵犯周围组织相关。约25%的患者可有明显的临床症状。常见的症状包括胸痛、咳嗽、呼吸困难，侵犯颈交感神经时可出现Horner征，侵犯或压迫椎管可出现相应的神经系统表现。

纵隔神经源性肿瘤的诊断依赖于病理结果，如果肿瘤位置合适，超声内镜引导下经消化道细针穿刺活检术（EUS-FNA）可协助术前获取病理诊断。而对于绝大部分患者而言，影像学是最重要的术前诊断依据。胸部正侧位可提示纵隔肿物，常位于后纵隔，但诊断价值有限。CT可更为清楚地显示肿物的大小、位置、密度、增强情况、钙化及与周围组织的关系。当肿瘤侵犯椎管时，有必要进一步完善MRI检查。不同的病理类型可有特征性的影像学表现，有助于术前的鉴别诊断。例如，自主神经节来源的肿瘤多平行于脊柱而生长，钙化较常见；神经鞘瘤多为边界光滑的脊柱旁软组织密度影，钙化少见。

良性纵隔神经源性肿瘤首选的治疗方案是完整的手术切除，标准术式为后外侧开胸。后上纵隔的肿瘤还可行颈椎前入路切除（Majdi Gueldich，2015）。如果肿瘤位置合适，行后侧开胸或腋下开胸可减少术后疼痛及对呼吸肌的损伤。近年来，胸腔镜手术和机器人手术对于纵隔神经源性肿瘤的报道越来越多，完整切除率和远期复发率与开胸手术相比没有显著性的差异。有报道认为，对于血供丰富

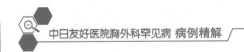

的纵隔神经源性肿瘤，术前对肿瘤的供血血管行介入栓塞可减少术中出血，降低手术难度。

约 10% 的纵隔神经源性肿瘤侵犯椎管，呈"哑铃型"表现。胸外科医生可能由于缺乏对该疾病的认识忽略椎管占位的影像学表现，如椎间孔扩大、椎弓根受压等。

过去曾主张行分期手术，患者需经受二次创伤，恢复时间长。现在主张一期在胸外科与神经外科合作下完成手术，具体手术方式的选择应个性化。如椎管内占位体积小，可单纯经胸入路，通过扩大椎间孔切除椎管内的部分。如果椎管内占位体积较大，可先行后正中切口处理椎管内肿物，再由胸外科由后外侧开胸处理椎旁胸腔内肿物，此方法可减少术中出血、脑脊液漏、脊髓损伤和压迫。部分学者提出神经外科处理椎管内肿物后，胸外科行胸腔镜手术处理纵隔内占位，患者可维持俯卧位进行操作，此方法可节约手术时间，并且使后纵隔操作空间扩大；其缺点在于对纵隔内其他重要血管结构显露困难，如发生意外需中转开胸仍需变换体位。对于包膜较完整的肿瘤（如神经鞘瘤、神经纤维瘤和神经节神经瘤），可由单纯的后入路对纵隔内部分进行剥除，避免了开胸手术，缺点是容易造成脊髓缺血。

病理学特征：神经源性肿瘤是后纵隔最常见的肿瘤。主要有交感神经系统肿瘤和外周神经肿瘤两类。外周神经肿瘤有三种：神经鞘瘤、神经纤维瘤和恶性神经鞘瘤。纵隔神经纤维瘤常具有包膜，同时纵隔的神经源性肿瘤发生退变明显，如脂肪变、出血、囊性变等。经典的神经鞘瘤呈现 Antoni A 和 Antoni B 两个区域。Antoni A 区细胞丰富，由梭形细胞构成，核呈波浪形或栅栏状排列；Antini B 区有类似细胞构成，但细胞成分少伴有黏液基质。两种成分中均可见玻璃样变厚壁血管。病理形态学及免疫组化可以明确诊断，并可与其他梭形细胞肿瘤进行鉴别诊断。

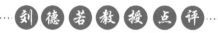

刘德若教授点评

对于哑铃型肿瘤，术前应完善相应的影像学检查（如CT、MRI）以评估胸腔内病变与纵隔内重要器官、血管神经的关系及椎管内侵犯情况，术中仔细操作，尽可能完整切除肿瘤。不同患者应根据其病变特点决定具体的手术方式。本例患者术前影像学提示为哑铃型肿瘤，椎管内占位约 2cm×2cm×2cm，考虑侵犯椎管部分较大，与神经外科充分讨论后决定术中先行椎管内肿物切除，后行左前外侧切口纵隔肿物切除，纵隔内肿物巨大，直径约 15cm，血供较丰富，手术难度极大，无法完整切除，仅能将肿物分解后分次取出。

参考文献

1. Ratbi MB，El Oueriachi F，Arsalane A，et al. Surgery of benign neurogenic tumors in adults：single institution experience. Pan Afr Med J，2014，19：288.

2. Topçu S，Alper A，Gülhan E，et al. Neurogenic tumours of the mediastinum：a report of 60 cases. Can Respir J，2000，7（3）：261-265.

3. Strollo DC，Rosado-de-Christenson ML，Jett JR. Primary mediastinal tumors：part II. Tumors of the middle and posterior mediastinum. Chest，1997，112（5）：1344-1357.

4. Pavlus JD，Carter BW，Tolley MD，et al.Imaging of Thoracic Neurogenic Tumors. AJR Am J Roentgenol，2016，207（3）：552-561.

5. Gueldich M，Hentati A，Chakroun A，et al. Giant cystic schwannoma of the middle

笔记

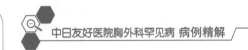
mediastinum with cervical extension. Libyan J Med，2015，10：27409.

6. Loftus TJ，Pipkin M，Machuca T，et al. Angiographic embolization followed by piecemeal resection of giant posterior mediastinal schwannoma：Case report and concise review. Int J Surg Case Rep，2018，53：250-253.

7. Jules JA，Guarnieri JM，Alkofer B，et al. Posterior intrathoracic neurinoma cure：a transforaminal resection after a thoracotomy. Ann Thorac Surg，2005，79（4）：1411-1412.

8. Jules JA，Guarnieri JM，Alkofer B，et al. Posterior intrathoracic neurinoma cure：a transforaminal resection after a thoracotomy.Ann Thorac Surg，2005，79（4）：1411-1412.

9. Ando K，Imagama S，Wakao N，et al. Single-stage removal of thoracic dumbbell tumors from a posterior approach only with costotransversectomy. Yonsei Med J，2012，53（3）：611-617.

10. Konno S，Yabuki S，Kinoshita T，et al. Combined laminectomy and thoracoscopic resection of dumbbell-type thoracic cord tumor. Spine（Phila Pa 1976），2001，26（6）：E130-E134.

11. Radulovi DV，Branislav D，Skender-Gazibara MK，et al. Cervical dumbbell ganglioneuroma producing spinal cord compression. Neurol India，2005，53（3）：370-371.

（黄靖婧　冯宏响　温焕舜　术者：刘德若）

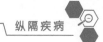

病例 14 真性胸腺增生

病历摘要

患者，男，15岁，主因"体检发现纵隔肿瘤1月余"为主诉收入院。患者1月余前因腹痛至当地医院就诊，行胸部CT检查发现前纵隔占位。现为期手术治疗收入中日友好医院胸外科。发病至今患者无咳嗽、咳痰、呼吸困难、心慌、上睑下垂、咀嚼无力、四肢无力等不适，饮食睡眠可，二便正常，体重无明显变化。患者既往史阴性，无不良嗜好，否认家族性、遗传性疾病史。

【入院查体】

体温36.2℃；脉搏100次/分；呼吸20次/分；血压114/76mmHg。专科查体：未见阳性体征。

【实验室及辅助检查】

术前胸部CT（图45）：前纵隔囊实性巨大肿瘤。肿瘤标志物：AFP 1.11ng/ml。

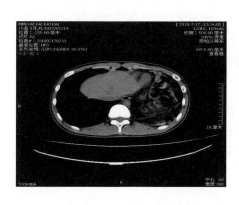
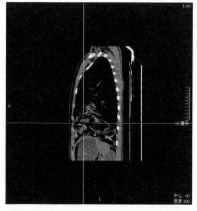

图45　术前胸部CT

【诊　断】

前纵隔肿瘤；胸腺增生？胸腺肉瘤？胸腺脂肪瘤？

【治疗过程】

完善术前准备，明确无手术禁忌后，2018 年 7 月 23 日行纵隔肿瘤切除术。手术步骤：第七肋间进胸，探查见肿瘤位于下纵隔，约 20cm×15cm×10cm，有完整包膜，与周围组织分界清晰。游离肿瘤与心包、无名静脉、膈神经间间隙，完整切除肿瘤，留置引流管，关闭切口。术中出血量 50ml，手术时间 2 小时 30 分钟。术后抗感染、止痛等治疗。术后 1 周患者恢复良好出院。术后病理表现见图 46。

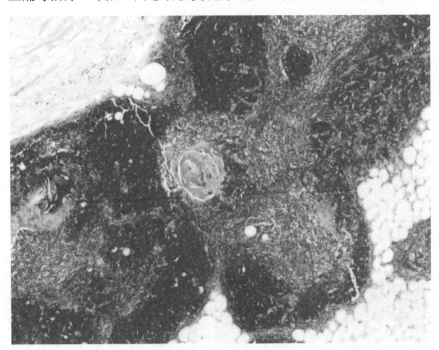

图 46　病理镜下（HE×10）：胸腺组织增，胸腺小叶结构保存但明显增多，
可见胸腺小体

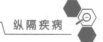

病例分析

【病例特点】

1. 青年男性，体检发现前纵隔肿物，无家族性遗传病史。

2. 体格检查未见阳性体征。

3. 辅助检查：胸部 CT：前纵隔囊实性巨大肿瘤；AFP 阴性。

【诊疗思路】

15 岁男性，体检发现前纵隔不规则形态巨大肿瘤，胸腺来源可能性最大。胸腺组织 16 岁之后开始退化，正常儿童该部位可能有未开始退化的胸腺组织，该肿瘤体积巨大，超过正常胸腺组织，不能除外胸腺增生；肿瘤形态不规则，不能除外为胸腺来源恶性肿瘤。需要与生殖源性肿瘤、淋巴瘤、胸骨后甲状腺肿相鉴别。患者肿瘤指标未见 AFP 升高，生殖源性肿瘤可能性不大。肿瘤位于前下纵隔，CT 未见与甲状腺相连续，可以排除诊断。全身其他部位无明确淋巴结肿大，需病理与淋巴瘤鉴别。

疾病介绍

真性胸腺增生是临床上罕见的一种疾病，以前纵隔或胸腔巨大增生胸腺占位为特点，国内外个案报道数量不足 100 例。根据组织形态学特点，一般可以将胸腺增生分为两类：一种是胸腺滤泡性增生，是指胸腺组织中 B 淋巴细胞增生伴淋巴滤泡形成样滤泡性增生；另一种为真性胸腺增生，其形态和微观结构与正常胸腺形态及结构相符，但体积和重量却明显大于正常胸腺。少部分真性胸腺增生患者可伴发重症肌无力。一般认为真性胸腺增生的诊断应该包括：①影像学上增生

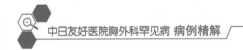
的胸腺体积大于心脏；②增生胸腺的重量数倍于正常胸腺重量；③病理示正常胸腺结构。真性胸腺增生好发于 15 岁以下儿童，可能与小儿胸腺功能活跃相关，幼时因症状或检查发现。患者性别未见明显差别，男性多于女性，极少发生于成人。由于增生的巨大胸腺压迫气管、肺、心脏等器官，患者出现不同症状，如咳嗽、呼吸困难、心律失常、感染等症状。真性胸腺增生需要与常见的前纵隔肿块相鉴别，如胸腺瘤、淋巴瘤、畸胎瘤等，而胸腺瘤、淋巴瘤等疾病也常常伴外周血淋巴细胞增多。除相应症状体征及常规影像学检查为明确诊断的重要手段外，肿块的大小、位置、密度、形状等信息均有助于其鉴别诊断，但确诊仍需病理学证据。

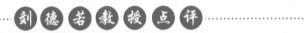

刘 德 若 教 授 点 评

　　外科手术切除是治疗真性胸腺增生的重要手段之一，尤其适用于出现呼吸循环等压迫症状的患者。依据肿瘤位置，手术可选取经胸骨正中切口或标准后外侧切口。增生的胸腺通常包膜完整，手术能够完整性切除。预后良好，术后复查不会出现复发迹象。

参考文献

1. Levine GD，Rosai J. Thymic hyperplasia and neoplasia：a review of current concepts. Hum Pathol，1978，9（5）：495-515.

2. Regal MA. Gigantic enlargement of the thymus gland. Saudi Med J，2007，28（10）：1587-1589.

笔记

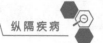

3. Ricci C, Pescarmona E, Rendina EA, et al. True thymic hyperplasia: a clinicopathological study. Ann Thorac Surg, 1989, 47 (5): 741-745.

4. Obaro R O. Case report: true massive thymic hyperplasia. Clin Radiol, 1996, 51 (1): 62-64.

5. Eifinger F, Ernestus K, Benz-Bohm G, et al. True thymic hyperplasia associated with severe thymic cyst bleeding in a newborn: case report and review of the literature.Ann Diagn Pathol, 2007, 11 (5): 358-362.

6. Araki T, Sholl LM, Gerbaudo VH, et al. Imaging characteristics of pathologically proven thymic hyperplasia: identifying features that can differentiate true from lymphoid hyperplasia. AJR Am J Roentgenol, 2014, 202 (3): 471-478.

（张真榕　术者：郭永庆）

其他罕见疾病

病例 15　外伤性左主支气管断裂

病历摘要

患者，女，7岁，主诉：左侧胸外伤1个半月；左主支气管成形术后、左全肺不张22天。患者2007年10月17日摔伤，当时自觉胸痛，当地医院诊断为左肺淤血，抗感染对症治疗，效果欠佳，查体：左肺呼吸音减低。2007年11月4日患者出现咳嗽、呼吸困难，活动后加重。行胸部CT检查提示左肺不张。2007年11月12日于当地医院行左主支气管成形术，术中探查见左下肺通气良好。术后胸片仍提示左肺不张。2007年11月28日气管镜提示左主支气管闭塞。发病至今患者饮食睡眠尚可，二便正常，体重无变化。患者既往史阴性；无不良嗜好；否认家族性、遗传性疾病史。

【入院查体】

体温36.4℃，脉搏92次/分；呼吸22次/分；血压108/80mmHg。专科查体：左肺未闻及呼吸音；左侧胸部活动度减弱；左肺叩诊呈浊音。

【实验室及辅助检查】

术前气管镜（图47）：左主支气管距隆突2cm完全闭塞。术前肺功能：$FEV_1$0.66；FEV_1% 53.4%；FEV_1/FVC71.3%。术前CT三维重建（图47）：左全肺不张；左主支气管堵塞长度约2.2cm；距隆突1.8cm。

【诊断】

左胸外伤；左主支气管断裂；左主支气管成形术后、左主支气管堵塞、左全肺不张。

【治疗过程】

完善术前准备，后2007年12月17日行左开胸探查、左主支气管袖状切除术（图48）。手术步骤：经左侧第六肋骨上缘进胸，分离胸腔粘连，左肺动脉主干及上肺静脉暴露困难。打开心包，在左肺动脉根部解剖出左肺动脉，套硅胶管。心包内游离上肺静脉及下方静脉。术中分离左主支气管与动脉、静脉之间间隙困难。游离出左主支气管，探查：左主支气管闭锁，在近隆突处离断左主支气管近心端，上下叶支气管开口上方离断左主支气管远心端，将左主支气管袖状切除约2cm，行端端吻合。吻合方法：3-0可吸收线间断吻合。术中见左肺膨胀满意，冲洗胸腔，检查吻合口满意无漏气，放置引流管，逐层关闭切口。手术时间：6 小时 15 分钟；术中出血量 300ml；入液量 1600ml；尿量 300ml；术后治疗：毛花苷 C 强心、呋塞米利尿，限制入量 50ml/（kg·d），记录 24 小时入量；头孢曲松抗感染。术后 10 天患者顺利出院，后定期复查。术后 1 年（图 49）及 10 年（图 50）患者复查胸片显示肺膨胀良好。

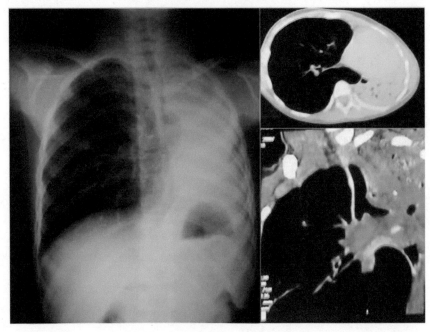

图 47　术前气管镜、CT 三维重建

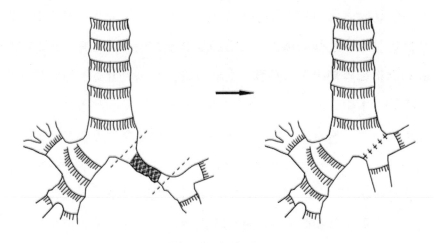

图 48　手术示意

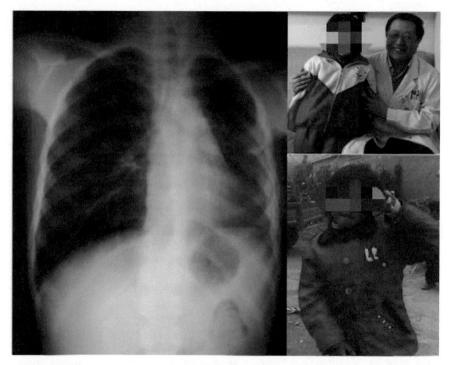

图 49　术后近期复诊

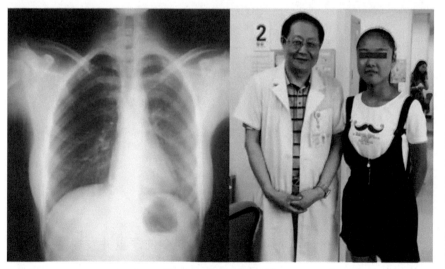

图 50　术后远期复诊

笔记

病例分析

【病例特点】

1. 幼年女性，明确外伤史。

2. 于外院行左主支气管成形术，术后再次出现左全肺不张。

3. 查体：左肺未闻及呼吸音；左侧胸部活动度减弱；左肺叩诊呈浊音。

4. 辅助检查：气管镜见左主支气管距隆突 2cm 完全闭塞。CT 三维重建：左全肺不张；左主支气管堵塞长度约 2.2cm；距隆突 1.8cm。

【诊疗思路】

患者有明确外伤史，伤后半个月出现咳嗽、呼吸困难，活动后加重，CT 提示左肺不张，当地左主支气管成形术后 CT 证实再次出现肺不张，考虑成形术后肉芽组织堵塞左主支气管。行气管镜及 CT 三位重建确诊。参考第一次手术记录，患儿术中肺复张好，证实仍未发生坏死。第一次手术距二次手术时间仅为 1 个月，患者期间未出现发热、咯血等不适，考虑患肺存在复张可能。气管镜提示左主支气管堵塞部位距离隆突仍有约 2cm 的长度，满足袖状切除需要。

疾病介绍

外伤性支气管断裂是胸部闭合性损伤中的严重并发症之一，常合并有肺挫伤、肺不张、肋骨多发性骨折，易造成呼吸衰竭。有文献报道外伤性支气管断裂发生率占胸外伤的 0.70% ~ 1.73%，早期常因合并多种外伤掩盖病情而漏诊。处理不及时，可危及患者的生命，其病死率高达 30%。

依病理及生理变化一般分两型：Ⅰ型为胸膜腔内型，损伤的支气管开放于胸腔内，以张力性气胸为突出表现；Ⅱ型为纵隔内型，支气管断端或裂口不与胸腔相通，主要表现为严重的颈胸部皮下气肿。

外伤性支气管断裂早期多因病情危重或多发伤掩盖，误诊率较高。胸部外伤出现以下情况时应考虑支气管断裂的可能：①伤后呼吸困难、咯血；②首先出现颈部的严重皮下气肿；③胸腔闭式引流持续有大量气体排出、肺不复张；④胸片示纵隔气肿、肺不张呈典型的"坠落征"。但是，在支气管断裂部位靠近气管隆突部时，则肺坠落征不明显；⑤纤维支气管镜检查可明确诊断损伤性支气管断裂。损伤性支气管断裂一经确诊，只要患者全身情况允许，应尽早手术治疗，以支气管断端吻合为宜，尽可能避免肺切除，最大限度保留肺功能。对支气管完全断裂患者，可行端端吻合术。对支气管撕裂患者，可行支气管成形术。

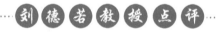

刘德若教授点评

外伤所致支气管断裂发病率较低，大部分患者在受伤早期由于合并其他较严重心肺损伤死亡。部分患者由于肺血管完整，一旦修复支气管，患侧肺组织可以恢复功能。手术应尽可能修复支气管连续性，避免全肺切除。

参考文献

1. 黄偶麟，曹克坚，顾恺时.胸心外科手术学.3版.上海：上海科学技术出版社，2003：830-835.

2. 王平凡，李含志，顾以茼，等.中华胸心血管外科杂志，2000，16（1）：56.

3. 严嘉顺.外伤性主支气管断裂的手术治疗.中华外科杂志，1982，20：426.

4. 刘俊峰，王其彰，张毓德，等. 气管支气管损伤的外科治疗. 中华创伤杂志，1994，10：288.

5. Kirsh MM, Orringer MB, Behrendt DM, et al. Management of tracheobronchial disruption secondary to nonpenetrating trauma. Ann Thorac Surg, 1976, 22（1）: 93-101.

（张真榕　术者：刘德若）

病例 16 孤立性纤维性肿瘤

病历摘要

患者，男，51 岁，主诉"发现左下肺占位 4 年，间断干咳、憋喘 1 年余"。自诉 4 年前体检发现左下肺占位（未见 B 超报告），未予注意。1 年前出现间断干咳，伴活动后憋气，无咳痰、无咯血，痰中带血，无胸痛乏力等不适。于中国人民解放军总医院复查 CT 提示左下肺巨大肿块，大小 13cm×11cm，密度欠均；左下叶支气管远端闭塞，左下肺不张，左侧胸水。肺门及纵隔未见肿大淋巴结。2 个月前患者因咽痛、干咳就诊于当地医院，诊断咽炎、扁桃腺炎，抗感染治疗后咽痛好转，干咳仍持续。

既往史：40 年前曾患慢性肾炎，已治愈，其余既往史无特殊。查体未见明显阳性体征。

【入院查体】

左肺呼吸音弱，双肺未闻及干、湿啰音。

【辅助检查】

胸部 CT（图 51）：左下肺巨大占位，15.0cm×14.3cm，分叶，考虑胸膜起源可能性大，左下肺不张，左侧少量胸腔积液。

心电图、腹部（肝胆胰脾）B 超见：脂肪肝，胆囊结石，其余未见明显异常。

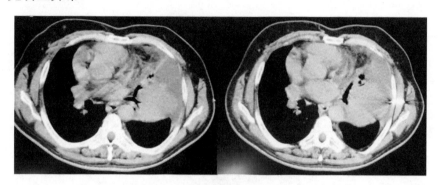

图 51　胸部 CT

【实验室检查】

血常规、血生化、肿瘤相关标志物等常规化验指标基本正常。

【诊　断】

左肺占位。

【诊疗过程】

左肺占位性质待定，保守治疗效果不佳，手术出血及探查风险大。2012 年 9 月 3 日在全麻下行左胸巨大肿瘤切除＋左肺下叶基底段切除术，术中探查肿瘤瘤体几乎占据整个左侧胸腔，与左下肺组织关系密切，肿瘤质韧，易出血，大小约 20cm×16cm×8cm，与胸壁及膈肌有粘连，胸膜尚光滑。手术过程较困难。术中冰冻病理提示：恶性肿瘤，待充分取材及免疫组化染色明确诊断。术后病理结果（图 52、图 53）：孤立性纤维性肿瘤伴局灶坏死（体积 16cm×13cm×12cm，生物学行为属低度恶性），肿瘤紧邻脏层胸膜面，挤压周边肺组织，送检支气管断

笔记

端净。另送第8组淋巴结，淋巴组织内未见肿瘤累及。免疫组化结果：BcL-2（＋）、CD34（＋），Desmin（－），HMB45（－），Melan-A（－），S-100（局灶＋），TTF 1（－），Vimentin（－），WT-1（－），a-SMA（－），CK（－），SMA（局灶＋），Ki-67（约15%＋），CD99（＋），CgA（－），NSE（－）。患者目前术后6年，生存良好，复查无复发及转移迹象。

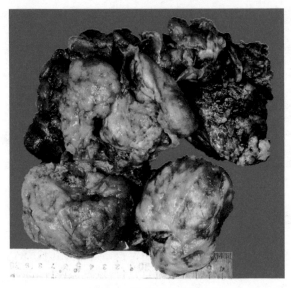

图52　肿瘤大体照片

肿瘤呈实性结节状，切面灰白色，局灶灰红、灰褐色。质地中等到韧。

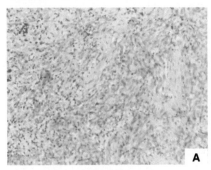

A. HE×4，肿瘤细胞呈梭形，细胞密集区与细胞稀疏区交替分布，稀疏区内细胞间可见胶原样纤维组织

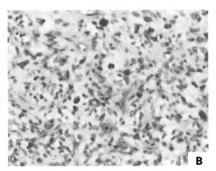

B. HE×20，肿瘤细胞局灶具有异型性，可见灶性肿瘤细胞退变坏死，核分裂象易见

图53　肿瘤镜下表现

病例分析

【病例特点】

1. 中年男性，既往无呼吸系统及肿瘤病史。

2. 以干咳、憋喘为主要临床表现。

3. 体检：左肺呼吸音弱，余阴性。

4. 胸部 CT 提示左下肺巨大占位，15.0cm×14.3cm，分叶，考虑胸膜起源可能性大，左下肺不张，左侧少量胸腔积液。

【诊疗思路】

需与以下疾病作鉴别诊断：

1. 恶性间皮瘤：以胸膜广泛增厚，往往有胸腔积液，"冻结征"为典型表现。

2. 胸膜转移瘤：有恶性肿瘤病史，常伴有胸腔积液，侵犯附近胸壁。

3. 神经源性肿瘤：多为发生于脊柱旁沟的软组织肿块，多纵向生长，一侧椎间孔扩大，"哑铃征"典型表现，而位于脊柱旁的孤立性纤维性肿瘤（solitary fibrous tumor，SFT）则与胸膜呈宽基底相连，似丘状。

4. 肺癌：与发生于肺内的 SFT 相比，肺癌边缘不规则，边缘有短毛刺，可见血管截断及胸膜凹陷征象。

疾病介绍

孤立性纤维性肿瘤是一种全身分布广泛，但临床上较少见、临床症状不典型的间叶源性肿瘤，误诊率较高。SFT 最初由 Klemperer 等于 1931 年报道，对于其起源，说法不一。有学者认为 SFT 是起源

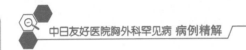

于 CD34（＋）的树突状间叶细胞的间质源性肿瘤；有学者认为 SFT 主要发生于间皮的结缔组织。目前的普遍共识是 SFT 肿瘤细胞的形态更倾向于成纤维细胞，且绝大多数 SFT 具有 CD34（＋）及 Bcl-2（＋）的特征，这也是 SFT 区别于胸膜间皮瘤及神经源性肿瘤的重要组织学依据。

常见的发生部位是脏层胸膜，附着于胸膜表面，有蒂状结构，与胸膜相连或向叶间裂延伸，发生于肺内者少见，但近年来，发生于其他部位的 SFT 的报道越来越多，包括头颈部、盆腹腔及周围软组织等全身各个部位。SFT 广泛发生于 6～70 岁年龄段，40～60 岁居多，男女发病率无显著差异，肿瘤生长缓慢，大多呈良性表现（主要是界限清楚的无痛性肿物），10%～15% 具有恶性倾向，恶性 SFT 多包膜不完整，与周围组织粘连，且有报道认为病变长径大于 10cm 时有恶变的可能。因临床少见，发生部位广泛，故误诊率高。手术切除是目前治疗 SFT 的主要方式，切除后 10%～15% 发生复发或转移，复发多发生在初治后 24 个月内，而一旦出现转移则预后不佳，术后应长期随访。

手术切除的肿瘤大体呈灰白色，质韧。影像学通常表现为肺外肿块，边界清晰，轮廓光整，多具有完整的包膜。位于胸部的 SFT 多呈圆形或椭圆形，位于腹部的 SFT 多呈不规则分叶状。良性肿瘤钙化少见，肿瘤体积较大时出现囊变、钙化、坏死，密度较不均匀，可能为肿瘤生长过快而血供不足所致，血管丰富区、胶原纤维区及坏死囊变区混杂排列，故增强扫描常呈"地图样"改变。当肿瘤最大径大于 10cm、见囊变坏死、呈"地图样"强化时需警惕恶性的可能性。

胸膜孤立性纤维性肿瘤（SFTP）主要来源于胸膜间皮细胞下的间质细胞，多为交界性。好发年龄为 40～70 岁，男女发病率无明显差

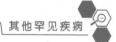
异，多于体检时被发现，临床症状不典型，其中近 1/3 患者无症状，仅表现为缓慢生长的肿块，当肿块生长达到一定程度后产生相应的压迫症状如咳嗽、胸闷、呼吸困难，有患者首发症状为低血糖，多是由于 SFTP 产生胰岛素样生长因子所致，属于副肿瘤综合征的一种。

大多数无症状的 SFTP 患者在体检时首次被常规胸片或胸透发现，但常规胸片和胸透对 SFTP 的敏感性和特异性均较差，而胸部 CT 尤其是高分辨多层螺旋 CT+ 增强，可以准确定位，显示病变和胸膜的关系，是 SFTP 诊断和鉴别诊断的首选，PET-CT 对诊断鉴别意义不大。SFTP 为一种富血供肿瘤，体积小的肿瘤大多密度均匀，基本等同于软组织影，体积大的肿瘤在增强 CT 上多表现为"地图状"改变，具有特征性。SFTP 长径＞ 10cm，密度不均，边界不清，出现胸膜增厚及胸腔积液往往提示恶性可能。

SFTP 治疗上目前以手术为主，未经治疗的良性 SFTP 在数年后可以转变成恶性 SFTP，经手术切除的良性 SFTP 在数年后可以复发，这可能与其具有交界性肿瘤的特性有关，恶性 SFTP 的患者即使行扩大性根治术后，肿瘤仍可能发生复发并转移，大多预后差，发生转移者多会在 1 年内死亡，良性 SFTP 的患者的复发多与病灶切除不干净有关，此类情形应尽早行二次根治手术。

SFT 的组织学形态具有多样性，包含了一系列组织学谱系，它们具有共同的组织学特征：细胞丰富区和细胞稀疏区交替分布；肿瘤细胞间有丰富的胶原纤维，有时呈粗大瘢痕疙瘩；瘤细胞排列方式多种多样，常见血管外皮瘤样结构。另外，肿瘤可以出现巨细胞围绕假血管样腔隙（巨细胞型）、瘤内出现成熟脂肪组织（成脂亚型）、瘤内见密集成簇的上皮样卵圆形细胞、瘤组织黏液变性（黏液亚型）等。约 10% 的 SFT 呈现恶性特征，主要表现为细胞核异型性明显增加、细胞密度显著增加、出现肿瘤性坏死及核分裂＞ 4 个 /10 HPF。也有部分病例肿瘤组织未完全达到上述诊断恶性标准时，常报告为非典型 SFT，提示临床其低度恶性生物学行为。在大多数情况下，联合组织学特征和免疫组织化学染色诊断 SFT 并不困难，但当肿瘤表现出组织学亚型或少见的生长方式时则可能造成鉴别诊断困难。

CD34 及 CD99、Bcl-2 对于诊断 SFT 具有较高的敏感性，但特异性较差。新近发现，大多数 SFT（55% ～ 100%）内存在 12q 重排，形成 *NAB2-STAT6* 融合基因，可以通过 RT-PCR 或者 NGS 检测证实，同时免疫组化 STAT6 的核表达可作为一种替代工具来辅助证实存在 *NAB2-STAT6* 融合基因，STAT6 对 SFT 的诊断具有特异性。联合使用免疫组化标志物 STAT6、CD34、Bcl-2 和 CD99 对于诊断 SFT 有较高的敏感性（97% ～ 100%）和特异性（97.5% ～ 100%），有助于对 SFT 的诊断和鉴别诊断。

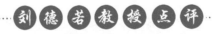

刘德若教授点评

胸部孤立性纤维性肿瘤发病率低，容易误诊，放疗和化疗无效，手术是唯一有效的治疗手段。良性孤立性纤维性肿瘤预后较好，但也存在复发可能，术中需要做到根治性切除。

参考文献

1. Klemperer P，Coleman BR.Primary neoplasms of the pleura. A report of five cases. Am J Ind Med，1992，22（1）：1-31.

2. Hanai S，Okishio N. Malignant peritoneal mesothelioma of the prostate：a case report. Hinyokika Kiyo，1986，32（11）：1725-1730.

3. Chu X，Zhang L，Xue Z，et al. Solitary fibrous tumor of the pleura：An analysis of forty patients. J Thorac Dis，2012，4（2）：146-154.

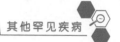
4. Guinee DG, Allen TC.Primary pleural neoplasia: entities other than diffuse malignant mesothelioma. Arch Pathol Lab Med, 2008, 132（7）: 1149-1170.

5. Fletcher CDM, Bridge JA, Hogendoorn PCW, et al. World Health Organization classification of soft tissue and bone tumours. Lyon:IARCP Press, 2013. 164-167.

6. Lu L, Lao IW, Liu X, et al. Nodular fasciitis: a retrospective study of 272 cases from China with clinicopathologic and radiologic correlation. Ann Diagn Pathol, 2015, 19（3）: 180-185.

7. Robinson LA.Solitary fibrous tumor of the pleura. Cancer Control, 2006, 13（4）: 264-269.

8. 项光涨，丁国勇，刘克昌，等.胸膜孤立性纤维瘤的影像学诊断.中国临床医学影像杂志，2015, 26（11）: 827-830.

9. Wignall OJ, Moskovic EC, Thway K, et al.Solitary fibrous tumors of the soft tissues: review of the imaging and clinical features with histopathologic correlation. AJR Am J Roentgenol, 2010, 195（1）: W55-W62.

10. Song SW, Jung JI, Lee KY, et al. Malignant solitary fibrous tumor of the pleura: computed tomography-pathological correlation and comparison with computed tomography of benign solitary fibrous tumor of the pleura.Jpn J Radiol, 2010, 28（8）: 602-608.

11. Shanbhogue AK, Prasad SR, Takahashi N, et al. Somatic and visceral solitary fibrous tumors in the abdomen and pelvis: cross-sectional imaging spectrum. Radiographics, 2011, 31（2）: 393-408.

12. 邱雷雨，陈培友，石乃昌，等.胸腹部孤立性纤维性肿瘤的影像学表现.影像诊断与介入放射学，2011, 20（1）: 19-22.

13. 张旻，周诚，杨正汉，等.胸部孤立性纤维性肿瘤的 CT 表现.临床放射学杂志，2008, 27（3）: 394-397.

14. Mussak EN, Tu JJ, Voigt EP.Malignant solitary fibrous tumor of the hypopharynx with dysphagia. Otolaryngol Head Neck Surg, 2005, 133（5）: 805-807.

15. Harrison-Phipps KM，Nichols FC，Schleck CD，et al.Solitary fibrous tumors of the pleura：results of surgical treatment and long-term prognosis.J Thorac Cardiovasc Surg，2009，138（1）：19-25.

16. Cardillo G，Carbone L，Carleo F，et al.Solitary fibrous tumors of the pleura：an analysis of 110 patients treated in a single institution. Ann Thorac Surg，2009，88（5）：1632-1637.

17. Lococo F，Cesario A，Cardillo G，et al.Malignant solitary fibrous tumors of the pleura：retrospective review of a multicenter series.J Thorac Oncol，2012，7（11）：1698-1706.

18. Chithriki M，Jaibaji M，Vandermolen R.Solitary fibrous tumor of the liver with presenting symptoms of hypoglycemic coma. Am Surg，2004，70（4）：291-293.

19. Johnson TR，Pedrosa I，Goldsmith J，et al. Magnetic resonance imaging findings in solitary fibrous tumor of the kidney. J Comput Assist Tomogr，2005，29（4）：481-483.

20. 王汉杰，夏淦林，丁勇生，等.孤立性纤维性肿瘤的 CT 诊断和鉴别诊断.中国医学计算机成像杂志，2013，19（6）：504-508 .

21. Fletcher CD，Bridge JA，Hogondoorn PC，et al. WHO classification of tumours of soft tissue and bone. Lyon：IRAC Press，2013.

22. Dabbs DJ. Diagnostic immunohistochemistry：theranostic and genomic applications. Philadelphia：Saunders，2014.

23. Yoshida A，Tsuta K，Ohno M，et al. STAT6 immunohistochemistry is helpful in the diagnosis of solitary fibrous tumors. Am J Surg Pathol，2014，38（4）：552-559.

24. Cheah AL，Billings SD，Goldblum JR，et al. STAT6 rabbit monoclonal antibody is a robust diagnostic tool for the distinction of solitary fibrous tumour from its mimics. Pathology，2014，46（5）：389-395.

25. 张夏玲，程海霞，包芸，等 . STAT6 免疫组织化学染色在孤立性纤维瘤 / 脑膜血管外皮瘤诊断中的应用价值探讨 . 中华病理学杂志，2016，45（2）：97-101.

（马千里　术者：刘德若）

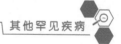

病例 17　Gorham 综合征

📋 病历摘要

患者，男，16 岁，8 个月前无明显诱因出现腰背部疼痛，为间歇性隐痛，行走、跑步等活动后加重，平卧休息后可缓解，伴盗汗、午后低热，不伴胸闷、喘憋、咳嗽、咳痰、咯血、食欲缺乏、血尿等不适，疼痛尚可忍受，未引起重视，未进一步诊治。疼痛时有发作。1 个月来，患者感腰痛症状、午后低热症状较前加重。就诊于当地医院，行胸部 X 线、B 超检查发现右侧大量胸腔积液，$T_{11\sim12}$ 肋骨、部分 T_{12} 椎体、$L_{1\sim2}$ 横突溶解消失。给予抗感染治疗症状无明显改善。患者否认肝炎、伤寒、结核等传染病史，否认食物、药物过敏史，无疫区、疫水接触史，无手术、外伤史。

【入院查体】

右胸廓饱满，右侧呼吸运动较左侧减弱，语颤减弱，右侧中、下肺野叩诊呈浊音，呼吸音消失，双侧未闻及啰音。右侧腰背部饱满，第十一、第十二肋骨缺如，腰椎活动轻度受限，$T_{11\sim12}$、$L_{1\sim2}$ 棘突叩痛明显。

【实验室检查】

血常规、肝肾功能、凝血功能、肿瘤标志物检查未见异常。胸腔和腰椎旁穿刺，均为血性积液。胸水涂片检查见红细胞、淋巴细胞及少许间皮细胞，未见肿瘤细胞，胸水黎式试验阳性，比重 1.032，细胞总数 98000/mm³，有核细胞 20/mm³，抗酸染色阴性。胸水及腰椎旁穿刺液苏丹Ⅲ染色阴性，但肉眼可见积液分层，上层见大量白色乳糜样液体漂浮。穿刺液生化：蛋白 4.7g/dl，糖 137mg/dl，氯化

123

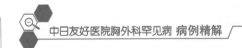

物 104mmol/L。穿刺液中白细胞 4.5×10^9/L，红细胞 0.46×10^{12}/L，血红蛋白 28g/L，PLT 2×10^9/L。

影像学检查：胸部 X 线片提示右侧大量胸腔积液，$T_{11 \sim 12}$ 肋骨、部分 T_{12} 椎体、$L_{1 \sim 2}$ 横突消失。

【治疗过程】

患者持续大量胸腔积液、乳糜胸，右肺膨胀受限，内科治疗无法缓解，需手术治疗乳糜胸、促进肺复张；肋骨胸腰椎多发骨破坏，需手术切除病变明确诊断，鉴别有无肿瘤性病变，指导治疗。各项检查无手术禁忌，遂行胸腔镜辅助右侧开胸探查。术中于右胸腔吸出血性胸腔积液 3500ml，术中观察右侧脏、壁层胸膜未见病变。取右侧第十一肋骨破坏的肋骨、胸壁及胸膜组织，送快速病理检查，结果回报为慢性炎症，未见肿瘤或结核性病变。术中见右肋膈角渗出，为血性，于右肋膈角、脊柱前处反复缝合，并将膈肌与之缝合。再取第十一胸椎椎体、椎间盘组织及胸膜组织送术后常规石蜡切片病理检查。术后病理回报：骨小梁间纤维组织及小血管明显增生，未见恶性肿瘤或其他良性肿瘤或结核征象。术后当日胸腔引流液为淡血性液 1100ml，此后引流量逐渐减少，6 天后少于 100ml，顺利拔除胸引管。综合病史及病理结果，术后诊断考虑为 Gorham 综合征，术后行小剂量放疗，随访 4 个月病情稳定。复查 X 线胸片示右肺膨胀良好，骨质溶解破坏无明显进展，右肺复张满意。

病例分析

根据临床体征与术后病理结果，本病例诊断为 Gorham 综合征。Gorham 综合征是一种少见的原因不明的进行性单发或多发骨溶

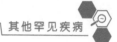

解性病变，由 Gorham 于 1955 年首次报道。该病还被称为 Gorham-Stout 综合征、大块骨质溶解症、鬼怪骨病、骨自溶症、消失性骨病、急性自发性骨吸收、骨淋巴管瘤病、Gorham 病等名称。迄今为止，全世界共报道了 200 余例。任何年龄均可发病，尤其好发于 5 ~ 25 岁青少年，无种族及遗传因素差异。

目前，Gorham 综合征的病因和发病机制不清楚。该病的病理特征是正常的骨组织为非肿瘤性的、进行性增加的毛细血管或毛细淋巴管组织所取代，从而造成大块骨组织缺失。在损害早期，骨组织吸收，并被大量的毛细血管、淋巴管、窦状或海绵状血管组织所取代。在损害晚期，骨组织被逐步分解，导致大块骨缺失，被纤维组织取代。任何部位骨骼均可受累，其中肩关节、骨盆及下颌骨最易受侵，肋骨或胸椎的病变可侵入胸腔，破坏胸导管而导致乳糜胸。

Gorham 综合征的临床表现与受累部位密切相关，多表现为病变部位隐匿性疼痛、活动受限和进行性功能减退。颌面骨及颅骨受累常因局部变形、牙齿松动就诊；椎体受累可引起脊神经相关症状；胸廓、肺和胸膜受累可引起胸腔积液或乳糜胸，重者可导致呼吸困难甚至死亡。

实验室血液检验通常在正常范围内，血清碱性磷酸酶可稍有升高。X 线片、放射性同位素骨扫描、CT 和 MRI 等影像学检查可用于辅助 Gorham 综合征的诊断。在损害的早期，病变多侵犯单一骨骼，病灶出现在骨髓腔内或皮质下区域，与骨质疏松症所见的斑片影相似；随后部分骨缓慢进行性萎缩、破碎和消失，受累骨端削尖变细、软组织萎缩，受累骨质无骨膜反应，无新生骨形成；随病情进展，病变范围逐渐扩大，直至同一解剖部位的骨骼全部溶解吸收，可发生病理性骨折，病变蔓延并侵及邻近的骨组织，可跨越关节侵犯相

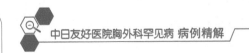

邻骨质。骨破坏的程度通常在几年内迅速发展，最终可自行趋于稳定。放射性同位素骨扫描可在早期的图像上显示增多的脉管，随后出现一定范围的骨组织减少和缺失。MRI 在 T_1 加权像受累部位的骨显示高强度信号，在 T_2 加权像为低强度信号。注射造影剂钆后可见损害部位的增强影像。

1983 年，Heffez 等提出 Gorham 综合征的诊断标准：①病灶内富含微小血管；②无细胞异型性；③无或仅有轻微骨化或钙化；④有明确的局部骨组织进行性溶解吸收的证据；⑤非膨胀性、非溃疡性病变；⑥无内脏受累；⑦影像表现为骨溶解；⑧无遗传、代谢、肿瘤、免疫、感染疾病史。该标准得到了广泛的认可，并沿用至今。

鉴别诊断上，本病以骨质大量溶解吸收为其 X 线片特点，需要与下列疾病相鉴别：①骨血管瘤：病理上与 Gorham 病有时不易区分，但前者骨质破坏多为局限性，无进行性骨质溶解吸收的特点。②恶性溶骨性骨肿瘤：可造成骨的弥漫性、浸润性破坏，有时影像表现与 Gorham 病相似，但前者可有瘤骨形成及骨膜反应，并常伴有软组织肿块。须结合病史及临床资料仔细区别。③甲状旁腺机能亢进所致的囊性纤维性骨炎：患者通常有弥漫的骨质疏松，化验血清钙增高、磷降低、碱性磷酸酶增高，可有关节周围软组织钙化。④创伤后骨质溶解症：与外伤密切相关，好发于锁骨远端及尺、桡骨。

Gorham 综合征尚无理想的治疗方法，其治疗包括两方面：稳定病灶、预防或处理并发症。用于稳定病灶的方法和药物很多，包括放疗，双膦酸盐、干扰素、贝伐单抗、伊马替尼等药物治疗。放疗广泛应用于 Gorham 综合征病灶的局部治疗，可减缓骨破坏，减轻疼痛。约 3/4 的患者在放疗后病情趋于稳定。静脉给予双膦酸盐可抑制骨破坏，其原理为双膦酸盐选择性地吸附于骨表面，被破骨细胞摄取，抑制其聚集、分化和骨吸收活性。Gorham 综合征的并发症，主要为乳糜胸、病理性骨折及椎体病理骨折导致的脊髓神经压迫等。并发症的治疗主要依靠外科手术。治疗乳糜胸的方法包括胸导管结扎、胸膜固定术、胸膜部分切除术等。病理性骨折和脊髓神经压迫的治疗，需根据具体病变位置及严重程度选择外固定、钢板螺丝钉固定、自体或异体骨移植、球囊扩张骨水泥填充等方案。

目前 Gorham 综合征预后仍难以预测，其总体死亡率约为 13%。多数患者在发病数年后骨质溶解破坏可自行停止，具有自限性。部分患者病情迅速进展并累及重要组织结构、导致严重的并发症而死亡。病变如侵及下位肋骨、胸椎，可导致胸导管损伤，形成大量的乳糜胸，大多预后不良，患者可因营养缺乏、截瘫、呼吸衰竭而导致死亡，需及早外科干预。

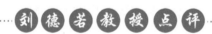

刘德若教授点评

在 Gorham 综合征诊断诊治中，胸外科手术的目的在于明确诊断及治疗乳糜胸。由于 Gorham 综合征缺乏特异性的临床表现，许多患者常因胸腔积液首次就诊。临床上如遇到不明原因胸腔积液伴骨破坏的病例，应考虑到该病。Gorham 综合征的患者如出现胸腔积液，往往提示病情进展较快，胸椎、肋骨、胸导管受侵，需及早行胸外科手术以控制乳糜胸，否则患者可能在短期内因呼吸衰竭、营养缺乏而导致死亡。积极的外科治疗可以有效控制乳糜胸等并发症，改善预后。

参考文献

1. Gorham LW，Wright AW，Shultz HH，et al. Disappearing bones：a rare form of massive osteolysis；report of two cases, one with autopsy findings. Am J Med，1954，17（5）：674-682.

2. 廖锋，刘巍峰，牛晓辉. 骨自溶症 210 例文献病例分析. 中国骨与关节杂志，2016，5（9）：674-689.

3. Brunner U，Rückl K，Konrads C，et al. Gorham-Stout syndrome of the shoulder. SICOT J，2016，2:25.

4. Escande C，Schouman T，Françoise G，et al. Histological features and management of a mandibular Gorham disease：a case report and review of maxillofacial cases in the literature. Oral Surg Oral Med Oral Pathol Oral Radiol Endod，2008，106（3）：e30-e37.

5. Bruch-Gerharz D，Gerharz CD，Stege H，et al. Cutaneous lymphatic malformations in disappearing bone（Gorham-Stout）disease：a novel clue to the pathogenesis of a rare syndrome. J Am Acad Dermatol，2007，56（2 Suppl）：S21-S25.

6. Lee S，Finn L，Sze RW，et al. Gorham Stout syndrome（disappearing bone disease）：two additional case reports and a review of the literature. Arch Otolaryngol Head Neck Surg，2003，129（12）：1340-1343.

7. 李玉清，张泽坤，刘记存，等. Gorham 病临床及影像特点分析：附 11 例报告及文献复习. 中华放射学杂志，2015（6）：458-463.

8. Heffez L，Doku HC，Carter BL，et al. Perspectives on massive osteolysis. Report of a case and review of the literature. Oral Surg Oral Med Oral Pathol，1983，55（4）：331-343.

9. Heyd R，Micke O，Surholt C，et al.Radiation therapy for Gorham-Stout syndrome：results of a national patterns-of-care study and literature review. Int J Radiat Oncol Biol Phys，2011，81（3）：e179-e185.

10. Giger EV，Castagner B，Leroux JC. Biomedical applications of bisphosphonates. J Control Release，2013，167（2）：175-188.

笔记

（余其多　术者：刘德若）